Autismo para principiantes

Surfeando el espectro

Jimmy Huston

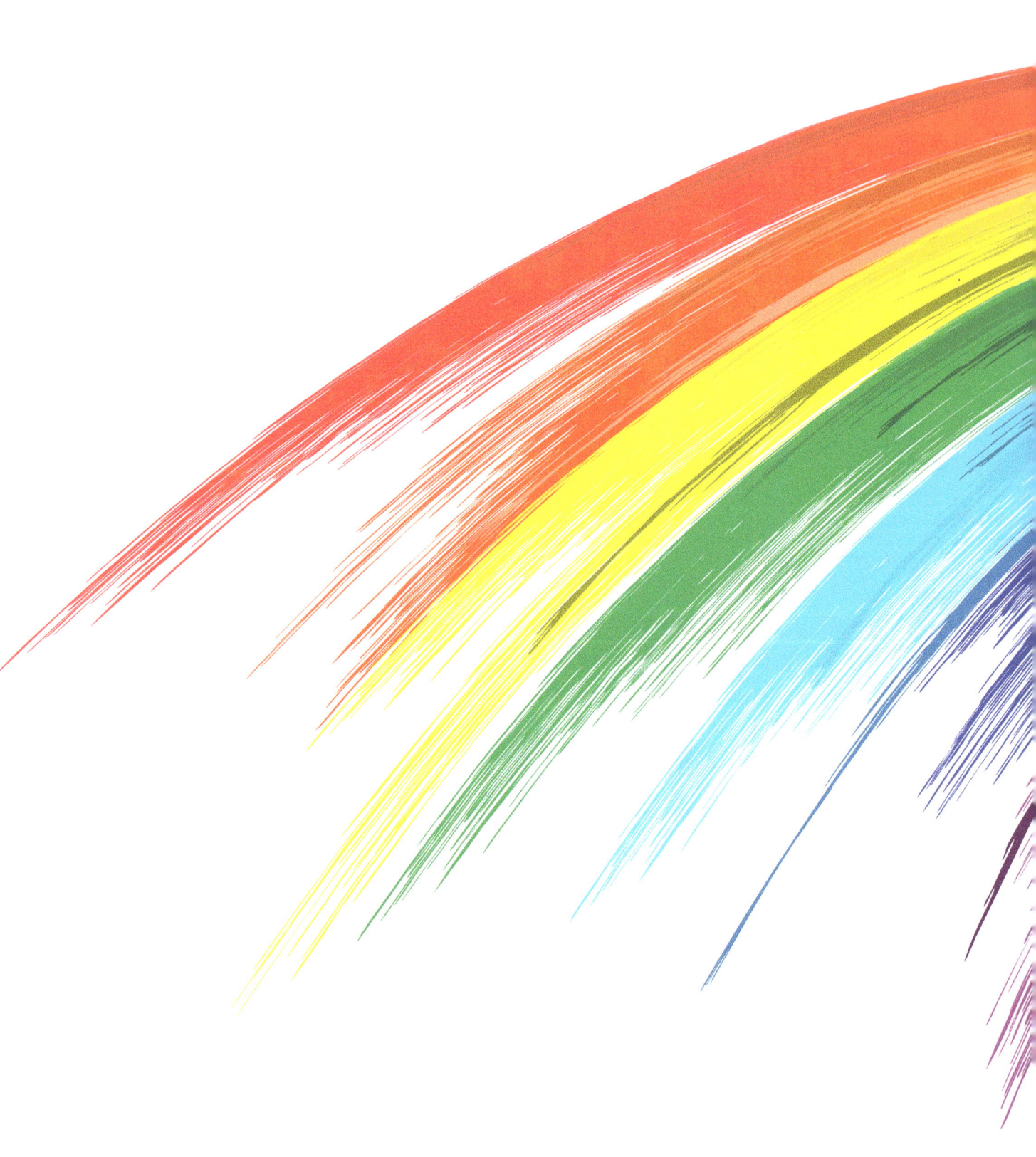

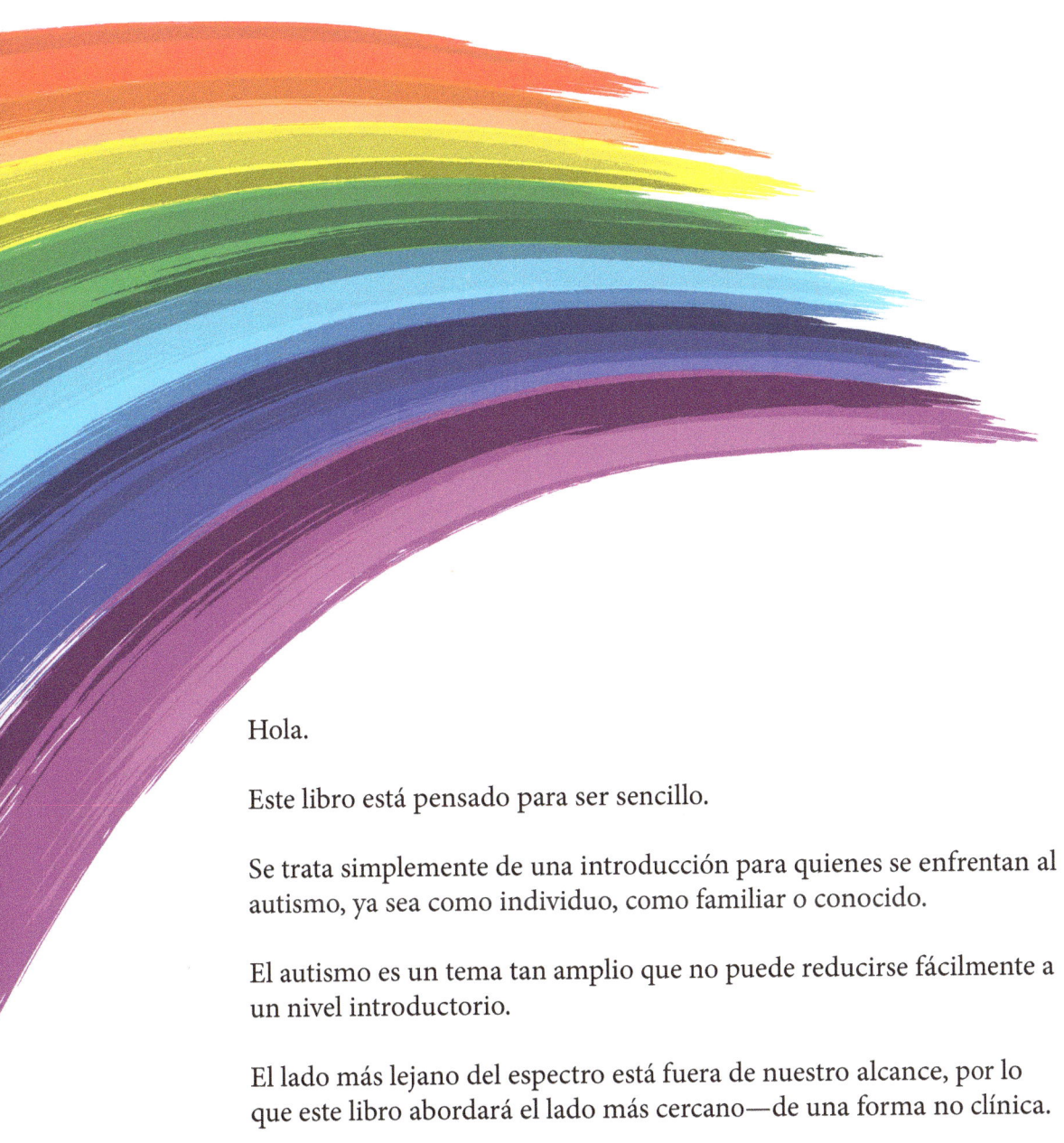

Hola.

Este libro está pensado para ser sencillo.

Se trata simplemente de una introducción para quienes se enfrentan al autismo, ya sea como individuo, como familiar o conocido.

El autismo es un tema tan amplio que no puede reducirse fácilmente a un nivel introductorio.

El lado más lejano del espectro está fuera de nuestro alcance, por lo que este libro abordará el lado más cercano—de una forma no clínica.

¡PADRES!
¡LEAN ESTO AHORA!

Si tienen un bebé o un niño pequeño que creen que presenta síntomas de autismo, cierren este libro y busquen inmediatamente a un profesional que evalúe a su hijo.

Esto es importante porque cuanto antes se diagnostique a un niño, más posibilidades tendrá de recibir ayuda—y las listas de espera para la evaluación pueden suponer un retraso de meses para obtener ayuda.

Háganlo ahora. El libro seguirá aquí después de que hayan agendado su cita.

Cosworth Publishing
214 Erbes Road
Thousand Oaks CA 91362
www.cosworthpublishing.com

Para más información sobre este consentimiento,
escríbanos a *office@cosworthpublishing.com*.

Si te estás preguntando si puedes pertenecer al espectro autista, bienvenido.

Este libro está dedicado a ti.

(Si hay cosas en este libro que quieres que sepan tus padres, enséñales esas páginas.)

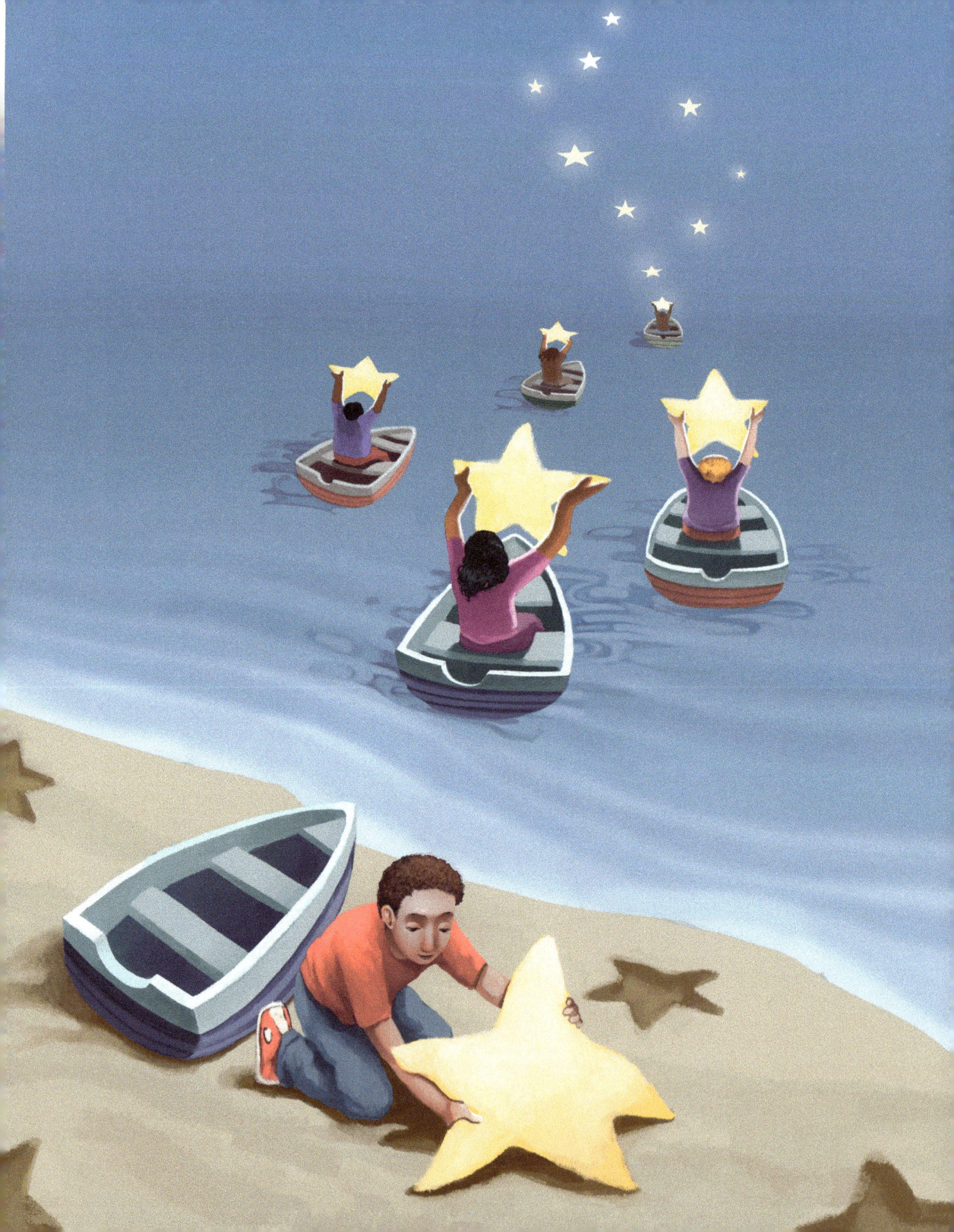

No te preocupes si crees que puedes pertenecer al espectro autista.

A pesar de lo que puedas haber oído, no es un mal lugar para estar.

El autismo no es negativo. Es una mezcla. Un collage. Una sinfonía.

Es una historia. Como en cualquier historia, hay altibajos. Hay picos y valles, obstáculos y bajadas. Hay conflicto.

El autismo es un viaje y es una batalla. Hay héroes y hay villanos. Hay sorpresas y hay decepciones. Hay humor. Hay angustia. Hay crecimiento.

Sí, cuando eres autista, eres una historia. Surgirán muchos retos. Disfruta del viaje.

Pero no te preocupes, no importa lo que hayas oído, desde luego no todo es malo.

Así que adelante. Lee este libro.

Primero, aprenderás lo que es el autismo y lo que no es.

Luego hablaremos del tema del espectro, y del Asperger.
Es un poco confuso, pero intentaremos encontrarle sentido.

Probablemente sepas cómo se siente el autismo, pero eso también está aquí.

¿A quién le "da" autismo? Bueno, eso también lo veremos un poco. (Pista: no es contagioso.)

¿Qué hay que tener en cuenta para saber si se tiene autismo? Es un tema muy amplio, pero lo intentaremos.

Tal vez te gustaría saber qué causa el autismo, y qué puede ayudar.

¿Y tu futuro? Sólo serás un niño durante un tiempo. Después de eso,
¿cómo será la vida con autismo cuando crezcas?

Y luego está la gran pregunta: ¿Qué significa para una persona autista tener una familia?

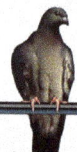

Tal vez sólo quieras que te dejen en paz.

Tal vez quieras tener amigos, pero tienes problemas para relacionarte con ellos.

Tal vez tienes problemas haciendo que los demás entiendan cómo te sientes.

Tal vez te interesan cosas distintas de las que les interesan a los demás.

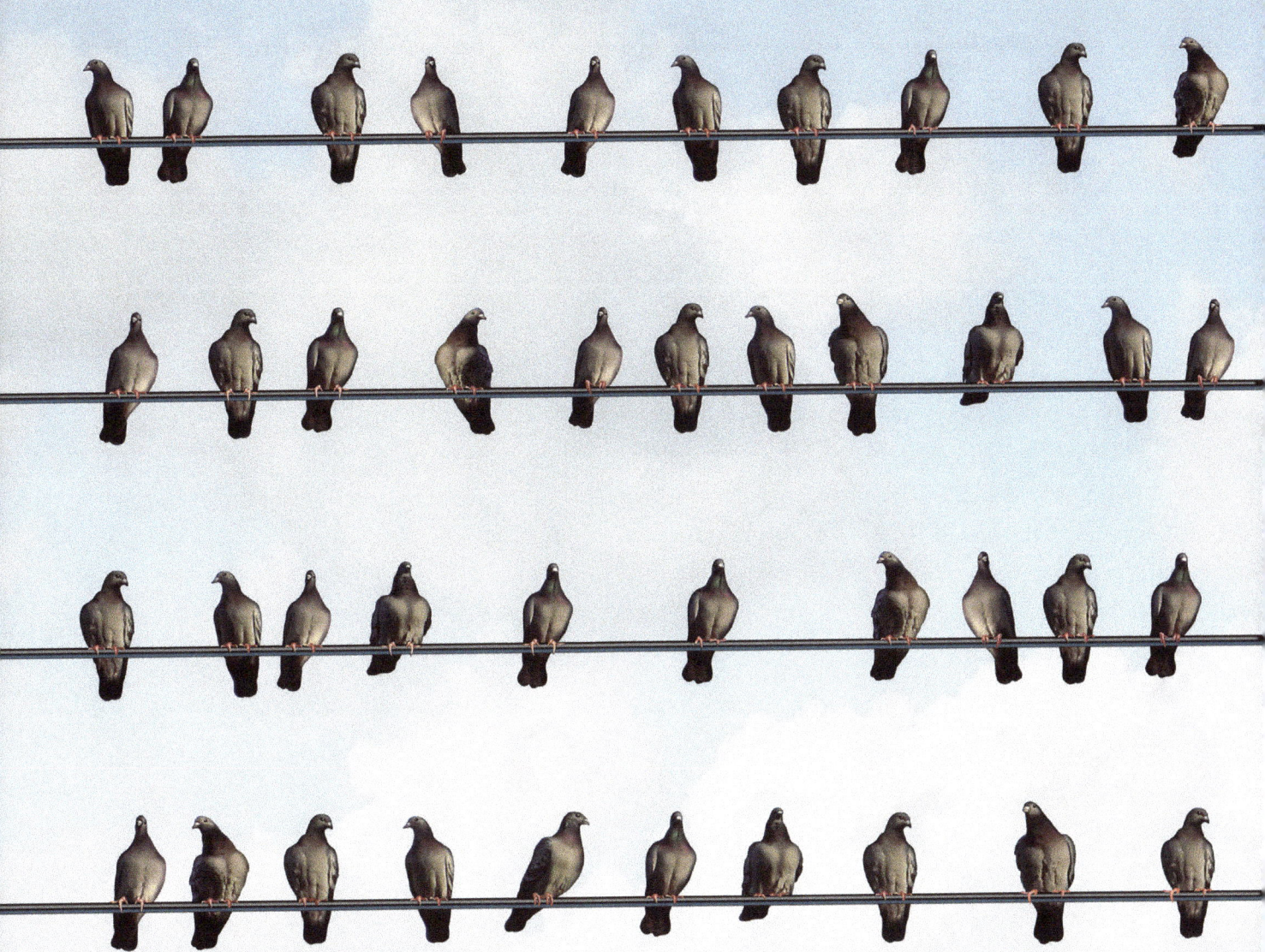

Los problemas para llevarse bien con los demás son comunes en el autismo. No solo te pasa a ti.

Es una de las características más comunes de las personas del espectro.

¡Buenas noticias! No estás solo.

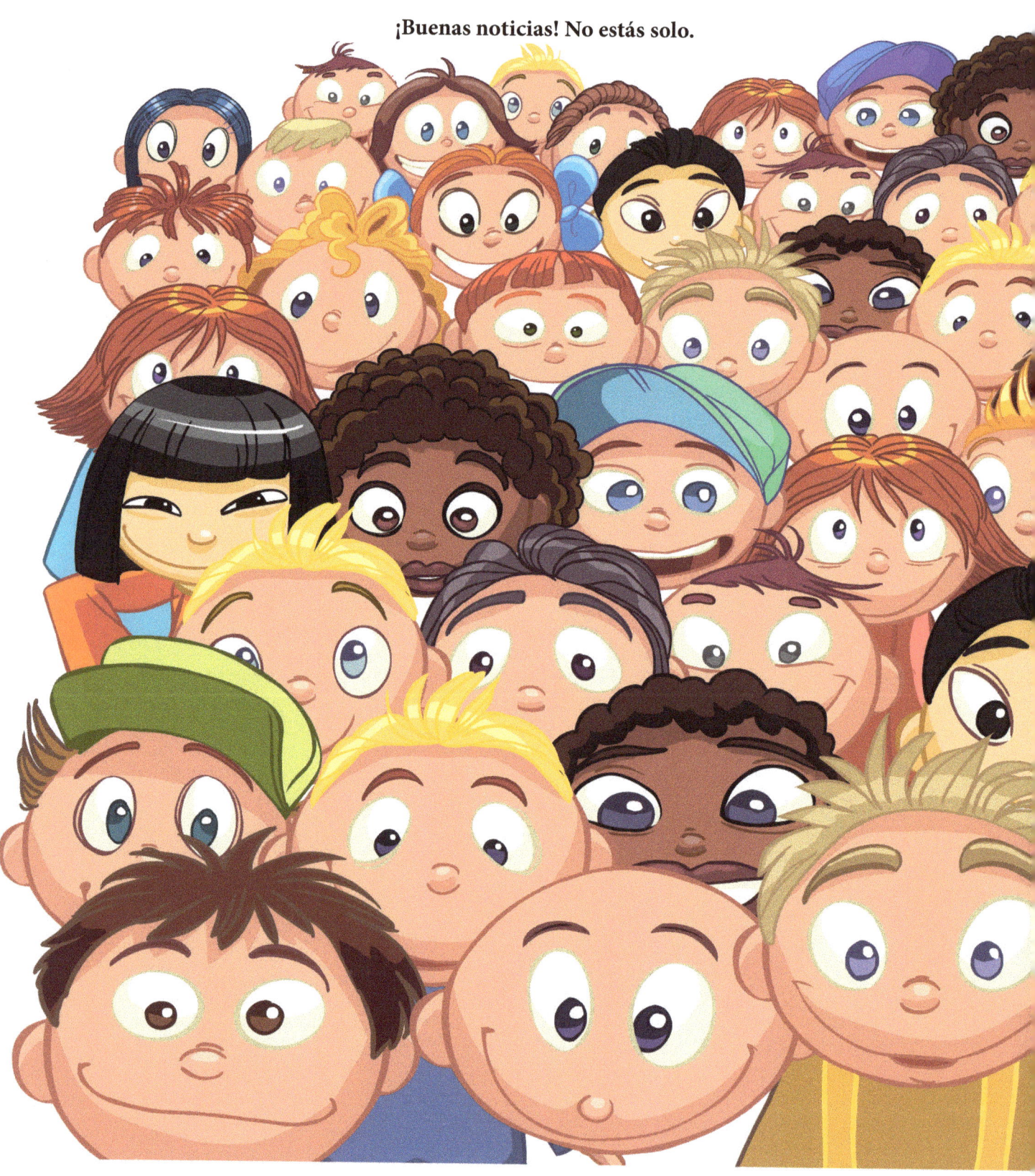

Actualmente, uno de cada treinta y seis niños nace con algún grado de autismo.

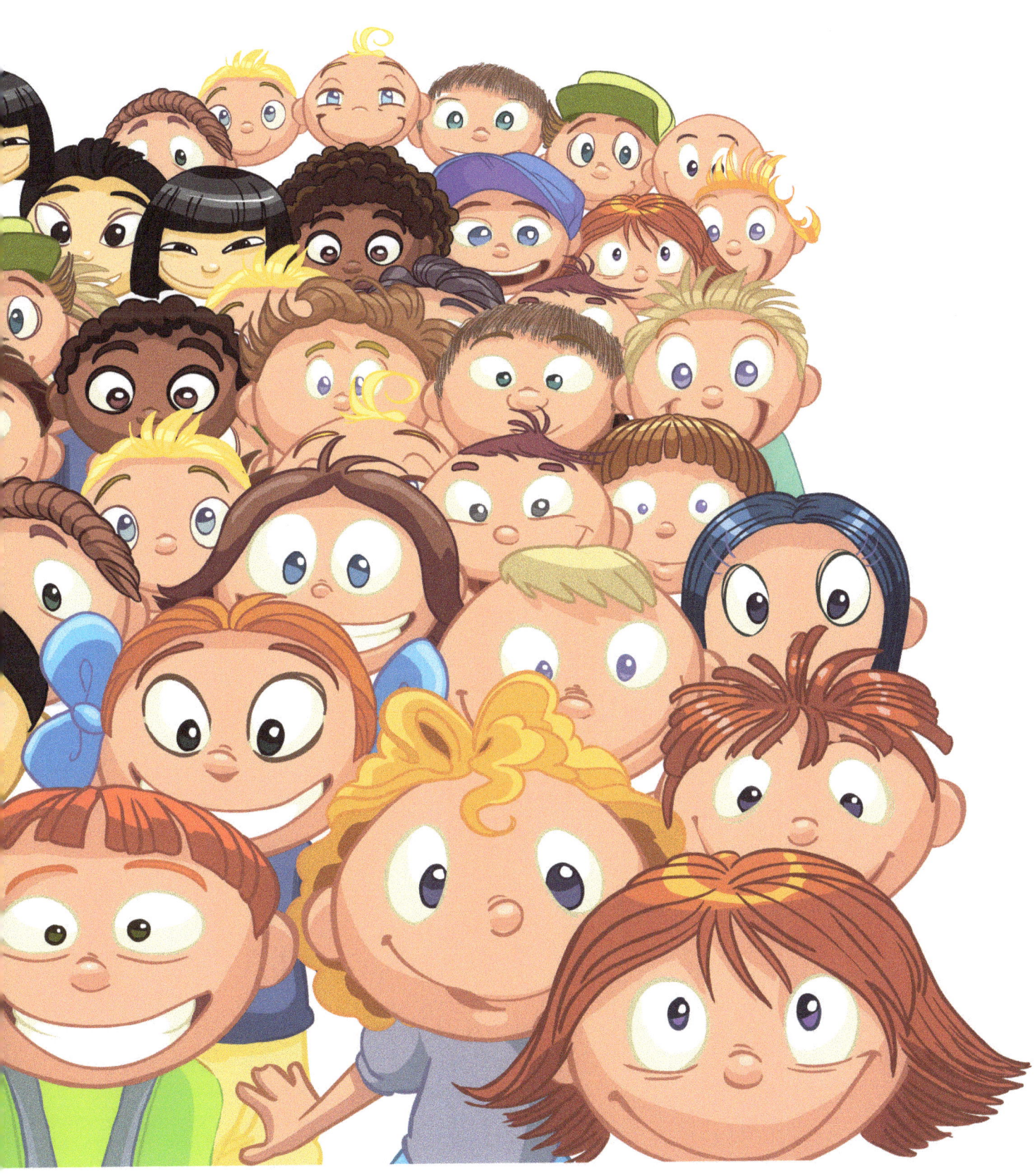

Eso significa que dos de estos niños podrían tenerlo. ¿Podrías identificar cuáles? Exacto, no puedes.

¿Qué son autismo?

El autismo no es singular. Son muchos comportamientos diferentes, agrupados en un gran montón.

El autismo es sólo una palabra—un nombre—para ese conjunto de síntomas o comportamientos. Se trata de cómo actúas. Tu comportamiento. Quizás tus capacidades.

Hay una gran variedad de signos, síntomas y diagnósticos de autismo. Algunos son más comunes, como la dificultad con las interacciones sociales, o tener intereses obsesivos, o repetir comportamientos. Otros son menos frecuentes. Además, el grado de estos síntomas puede variar mucho.

Todos somos diferentes, y hay tantos comportamientos distintos que una sola palabra—autismo—no basta para describirlos. Tal variedad tiene que describirse como una gama de cosas —una serie infinita de diferencias—un espectro.

El término Trastorno del Espectro Autista—a veces llamado TEA—fue creado y a menudo se denomina simplemente "el espectro." Esto incluye el significado anterior de autismo, que generalmente se consideraba negativo y grave, y añade una gama mucho más amplia de comportamientos y acciones, incluidas las positivas. También engloba el antiguo término "síndrome de Asperger," que algunos siguen prefiriendo porque se define por características más leves.

En un extremo del espectro, los comportamientos son apenas perceptibles. En el otro extremo, los comportamientos son innegables. La mayoría de las personas se encuentran en algún punto intermedio.

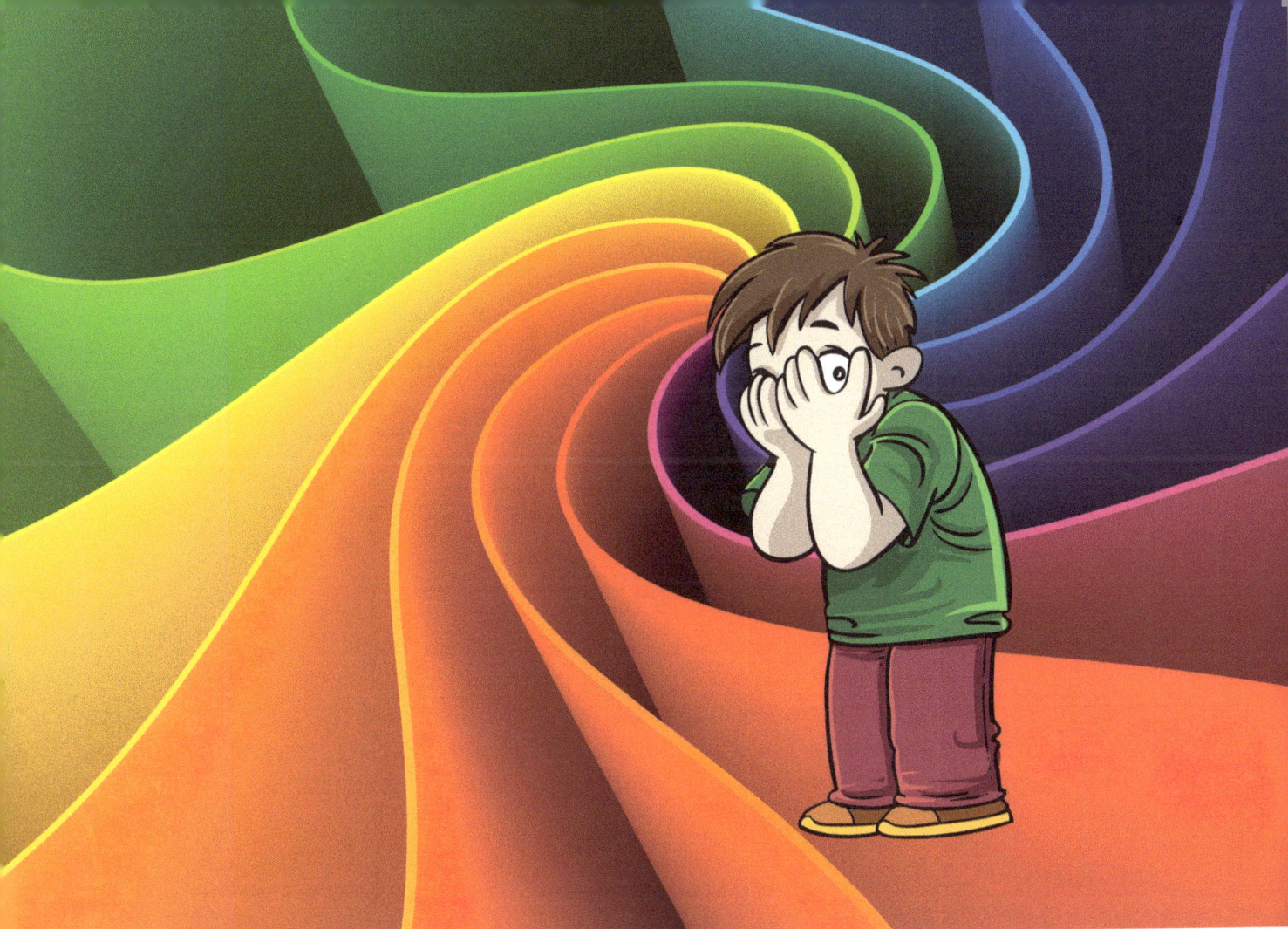

Cuando una palabra grande como autismo—que incluye muchos significados—se sustituye por otra más grande que tiene aún más significados, puede resultar confuso. Ahora las palabras "autismo" y "espectro" suelen considerarse intercambiables, y Asperger sigue dentro de la mezcla.

Cuando a los padres se les dice que su hijo tiene un *Trastorno* del Espectro Autista pueden alarmarse. Quizá deberían decirles algo más como: "Su hijo piensa y actúa de forma diferente y puede tener capacidades, habilidades e intereses especiales o poco habituales."

Si el término "trastorno del espectro autista" pretende incluir todos los tipos y grados de autismo, entonces es justo decir que la palabra "trastorno" es prejuiciosa. Es comprensible que algunas personas se opongan a ella. (Si todos los demás fueran etiquetados con "Trastorno neurotípico promedio," sin duda habría objeciones al respecto).

No sólo hay muchos comportamientos autistas con distintos niveles, sino que algunas personas tienen dones y talentos extraordinarios. ¿A dónde perteneces tú?

Ya conoces tu idiosincrasia. ¿Crees que estás dentro del espectro? ¿Tal vez?

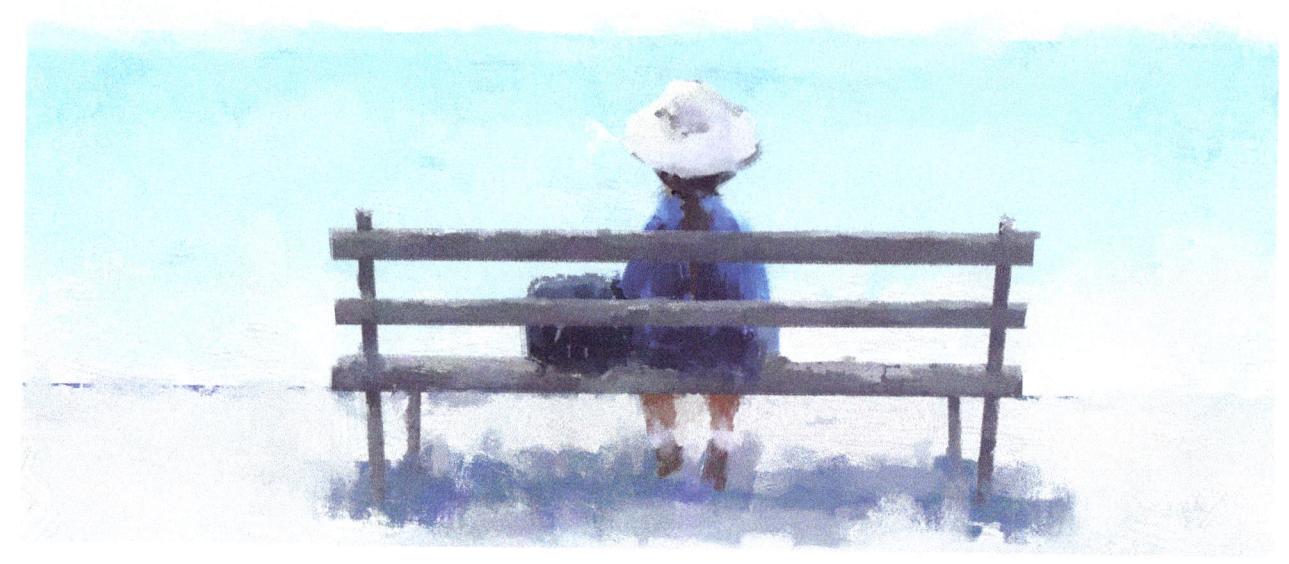

Puedes estar seguro de que no estás solo.

El Centro de Control de Enfermedades dice que en EE.UU. hoy en día 1 de cada 36 niños nace con autismo. La Organización Mundial de la Salud dice que es 1 de cada 100 en todo el mundo. Con una población mundial de ocho mil millones de personas, no hace falta hacer cuentas. Eso es mucho autismo.

Muchas personas están empezando a descubrir, averiguar y admitir que son autistas.

No es una maldición. Hoy sabemos que hay más personas en el espectro que tienen una inteligencia media—*o superior a la media*—que personas que tienen una inteligencia inferior a la media.

El simple hecho de que estés leyendo esto ya es una muy buena señal.

Una forma de pensar en el autismo es que es simplemente una palabra que describe cosas que uno hace, una etiqueta para los comportamientos. No es una enfermedad, ni una infección, ni un hueso roto. No lo causa un germen, ni una vacuna, ni algo que hayas comido. Lo causa la manera en que piensas.

Nuestro cerebro puede considerarse el órgano de la mente—o quizá la glándula que segrega pensamientos—pero tu cerebro procesa las cosas de forma diferente. Eso es el autismo realmente.

Tu cerebro puede decirte que hagas algo inusual, o que hagas algo repetidamente. Puede hacer que te fascinen cosas que nadie más nota.

Y puede que a tu cerebro no le importe lo que la gente piense de lo que haces. Ese es uno de los síntomas del autismo.

Tal vez sólo quieras que todo el mundo te deje en paz. Eso también es un síntoma.

¿Te sientes incómodo en situaciones sociales? Sip. Otro síntoma.

Pero, uno o dos síntomas no te califican como autista. Se necesita una combinación de comportamientos, evaluados por un médico o terapeuta, para dar un diagnóstico fundamentado.

Aunque no puedas diagnosticarte a ti mismo, puedes reconocer patrones de tu comportamiento que pueden indicarte que busques la opinión de un profesional.

¿Algunos ruidos te molestan? ¿O demasiada luz?

¿Tienes pensamientos y sentimientos que no consigues transmitir a los demás?

Quizá no se te ocurre nada que quieras decir.

A lo mejor prefieres estar donde estás, haciendo lo que ya haces, que irte a otro lado a hacer lo que otros creen que deberías hacer. ++

¿Te confunde que los demás tengan problemas con las matemáticas y a ti te parezcan tan claras?

¿Los detalles son muy, muy, muy importantes para ti? ¡Todos los detalles!

¿Necesitas más tiempo para hacer eso? (Lo que quiera que sea "eso.")

¿De qué se ríe todo el mundo? ¿Eres tú?

Tal vez no te resulte fácil hablar (o escuchar) a la gente. Tu atención se aleja de ellos con bastante rapidez.

¿Qué tienen las cosas que se repiten? Una y otra y otra y otra y otra vez.

¿Odias el cambio? ¡Cualquier cambio!

¿Por qué tienes este libro?

¿Entonces por qué no pueden dejarte en paz?

¿Te estresas?

Ya te vas haciendo una idea. Es mucho. Todo el mundo tiene su propia forma personal de autismo.

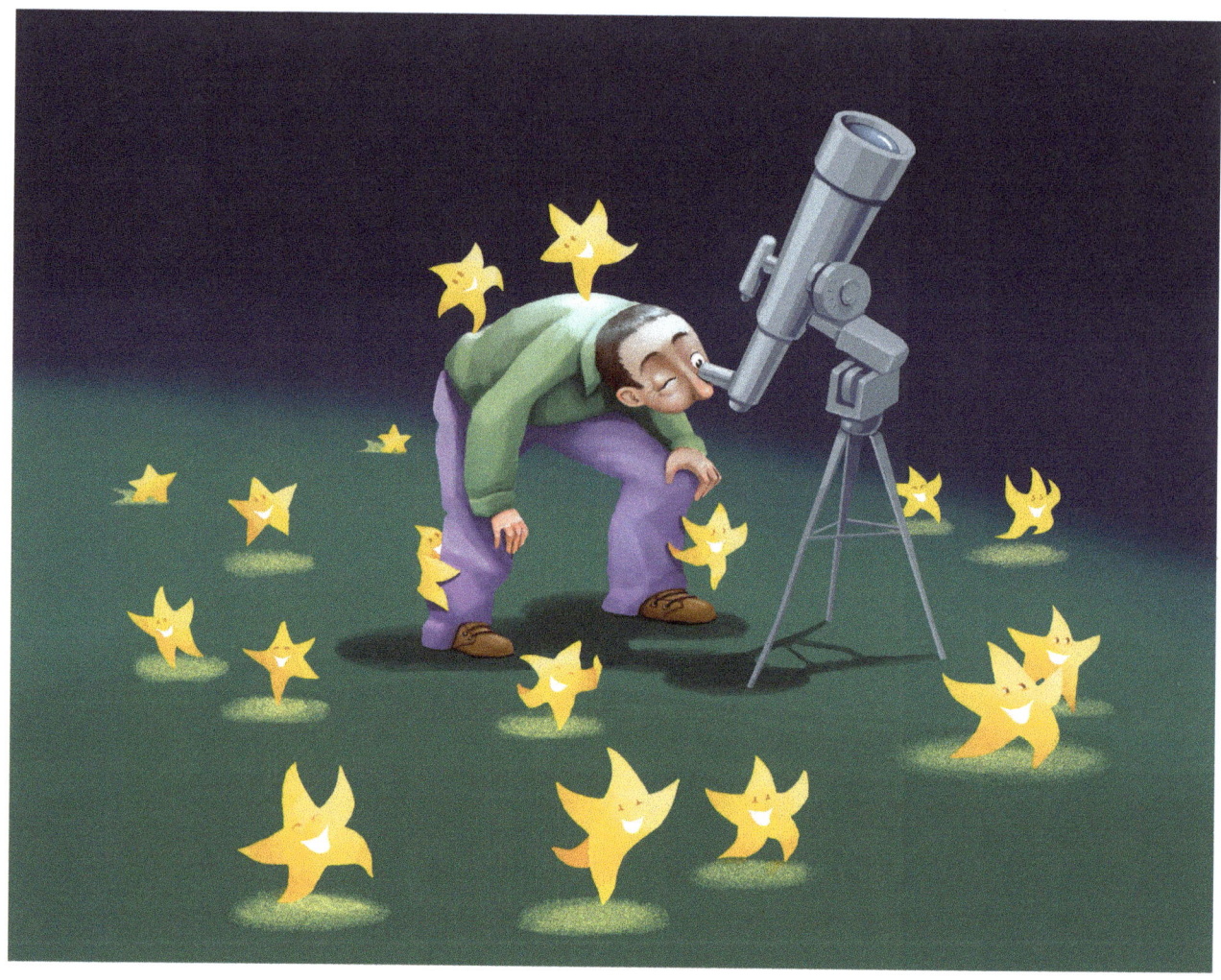

Durante años, el autismo sólo se asoció con las cualidades discapacitantes del extremo profundo del espectro. En el extremo menos profundo, todo lo positivo se ignoraba o se atribuía a otra cosa.

Entre las millones de personas con autismo, aproximadamente un tercio tiene una inteligencia superior a la media, y mucha gente se sorprende al saber que algunas de las mentes más brillantes de todos los tiempos han sido autistas.

A veces, la genialidad no es más que otro aspecto del espectro, y muchos comportamientos positivos diferentes se consideran síntomas de autismo. Suelen ir acompañados de otros síntomas que se consideran negativos—pero ¿son síntomas o simplemente efectos secundarios de un cerebro que piensa diferente?

Por ejemplo, Albert Einstein fue uno de los grandes pensadores de todos los tiempos y tuvo un enorme impacto en la física gracias a sus intereses obsesivos y a su pensamiento brillante y concentrado. Pero también tenía dificultades en las relaciones sociales, un desarrollo tardío del lenguaje, problemas para comunicarse y ecolalia (repetir cosas). ¿Eran sólo efectos secundarios? Él sí que funcionaba.

La intensa concentración creativa del brillante artista, inventor, ingeniero y científico Leonardo da Vinci se mezclaba con falta de disciplina y problemas de sueño. Efectos secundarios.

El super compositor Wolfgang Amadeus Mozart componía música nueva e increíble, pero era supersensible a los sonidos fuertes, tenía poca capacidad de atención y repetía extrañas expresiones faciales. En una ocasión, se le vio dando vueltas en el aire sobre las mesas, maullando como un gato.

Otro artista magistral, Miguel Ángel Buonarroti, tuvo una carrera incomparable como pintor, escultor, arquitecto y poeta—a pesar de sus limitados intereses, sus escasas habilidades sociales y sus problemas de temperamento.

Muchos expertos consideran a estos genios como personas con autismo. No existe ningún análisis de sangre, prueba cromosómica, radiografía o glándula del autismo, porque el autismo es comportamiento, más que biología. Es observable, y cuando las personas hacen grandes cosas, otras personas las observan—y hacen comentarios y toman notas.

La suma de estas observaciones históricas—suponiendo que sean ciertas—puede ser una descripción bastante válida del autismo. Y no es un insulto.

Es una explicación. Es el motivo de que ellos podían hacer esas cosas y el resto de nosotros no. Sus logros no son menos valiosos o increíbles si estaban en el espectro. Provocaron terremotos y avances que definieron momentos importantes de nuestra historia. Hay momentos en los que el autismo debe celebrarse, no denigrarse.

¿Y tú? Tal vez tengas algún interés especial en el que destacas—algo a lo que dedicas más tiempo que la mayoría de la gente, lo que te hace experto en esa área.

Tal vez no escuches a la gente la mayor parte del tiempo, porque tienes cosas más interesantes en la cabeza. Podría ser algo tan complejo como el universo, como el astrónomo autista Carl Sagan.

O quizá seas extremadamente tímido, como Eminem, o introvertido, como Courtney Love. Ellos encontraron su camino expresándose valientemente ante millones de fans a través de su música.

¿Te meces de un lado a otro o hablas en un tono monótono? No pasa nada. Dicen lo mismo de Bill Gates, y le fue bastante bien porque es muy inteligente y tiene una memoria prodigiosa.

¿Y si tu naturaleza es callada y retraída, pero una parte de ti quiere actuar? Como Dan Akroyd y Sir Anthony Hopkins.

¿Eres extremadamente obsesivo y ritualista? Hans Christian Andersen lo era, y se le consideraba socialmente inmaduro y solitario, pero sin duda era un gran narrador.

El espectro está lleno de historias de éxito—personas que lucharon contra distintos rasgos del autismo, pero que encontraron su propio camino. Tú puedes hacer eso, también.

Varios expertos han repasado todos los casos destacados a lo largo de la historia y han evaluado sus comportamientos. ¿Qué hacían? ¿Cómo actuaban? ¿Cuáles eran sus peculiaridades?

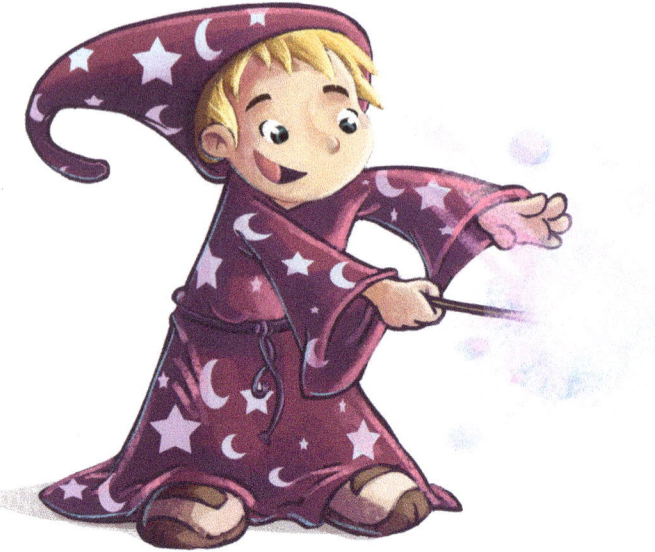

Especular sobre la condición autista de varios personajes famosos puede ser un juego de salón. De hecho, en Internet se especula con la posibilidad de que varios magos, como Merlín, Gandalf, Snape y Obi-Wan Kenobi, estén en el espectro.

Hay muchas personas de éxito que se cree que pertenecen al espectro, pero está claro que no todos los autistas son brillantes. Eso se ha convertido en un cliché que no sirve de mucho a la mayoría de las personas autistas e interfiere en la capacidad de los demás para entenderlas.

Puedes estar en el espectro y seguir siendo considerado "normal." Es así de grande. La mayoría de las personas del espectro tienen algunas características autistas, pero no están abrumadas. Sin embargo, hay personas cuyos comportamientos autistas son lo suficientemente amplios como para apoderarse de gran parte de sus vidas.

Pueden necesitar ayuda en su vida cotidiana. Pueden ser capaces de funcionar en algunas áreas, incluso tener trabajo, pero necesitan asistencia de cuidadores en otros aspectos. Y hay otros que necesitan cuidados totales en la mayoría de los aspectos de su vida. Aun así, pueden tener mentes activas con intensas actividades intelectuales o emocionales y deben ser tratados adecuadamente.

Lo importante que debe entender cualquiera que se enfrente al autismo es que hoy en día hay literalmente millones de personas que prosperan con autismo en todos los ámbitos de la vida.

No son sólo los genios los que han superado sus problemas. Hay profesores, cocineros, bomberos, vendedores, fontaneros, oficinistas y todos los demás oficios de nuestro mundo. Hay mucha gente autista que lleva una vida normal, cariñosa y feliz. Se enfrentan a sus problemas y, a menudo, encuentran un gran equilibrio entre sus comportamientos y sus necesidades profesionales.

Para muchos, el autismo puede expresarse como creatividad. Esto no sólo se aplica a los genios de las matemáticas y los científicos. Hay personas creativas dentro del espectro en todas las empresas, universidades, administraciones públicas u otras áreas profesionales, incluidas la literatura y las artes.

Hay pintores, escultores, músicos, escritores e intérpretes excepcionales en el espectro que crean algunas de nuestras mejores obras de arte, música y literatura.

Muchos de nosotros podemos apreciar los intrincados sonidos de una sinfonía. Algunos pocos incluso podemos tocar un instrumento para contribuir a la sinfonía, convirtiendo pensamientos musicales en sonidos y realidad, pero es un pequeño porcentaje el que puede crear esa sinfonía. Ser capaz de imaginar todos esos pensamientos musicales, uniéndolos en una única construcción, es fantástico. ¿Cómo sería el asomarse a una mente así?

¿Algunos de ellos lo hacen todo en su cabeza sin expresarlo al resto de nosotros? ¿Quién lo sabe?

¿Existen personas con esas capacidades que nunca tuvieron acceso a los instrumentos ni a la orquesta? ¿Podrían haber existido esas personas antes de que se creara la música a tal escala? ¿Podrían haber estado aislados en desiertos, selvas o cimas de montañas?

Imagina los pensamientos que se arremolinan en el interior de un cerebro así. Una persona con tanto talento, imaginación e inspiración podría no sentir nunca la necesidad de comunicarse con el resto de nosotros.

Entonces, ¿Mozart estaba en el espectro? ¿O Beethoven? ¿O Michael Jackson? Un gigante de la música del que estamos seguros, porque él nos lo dijo, es David Byrne.

Quizá estar en el espectro no sea tan malo.

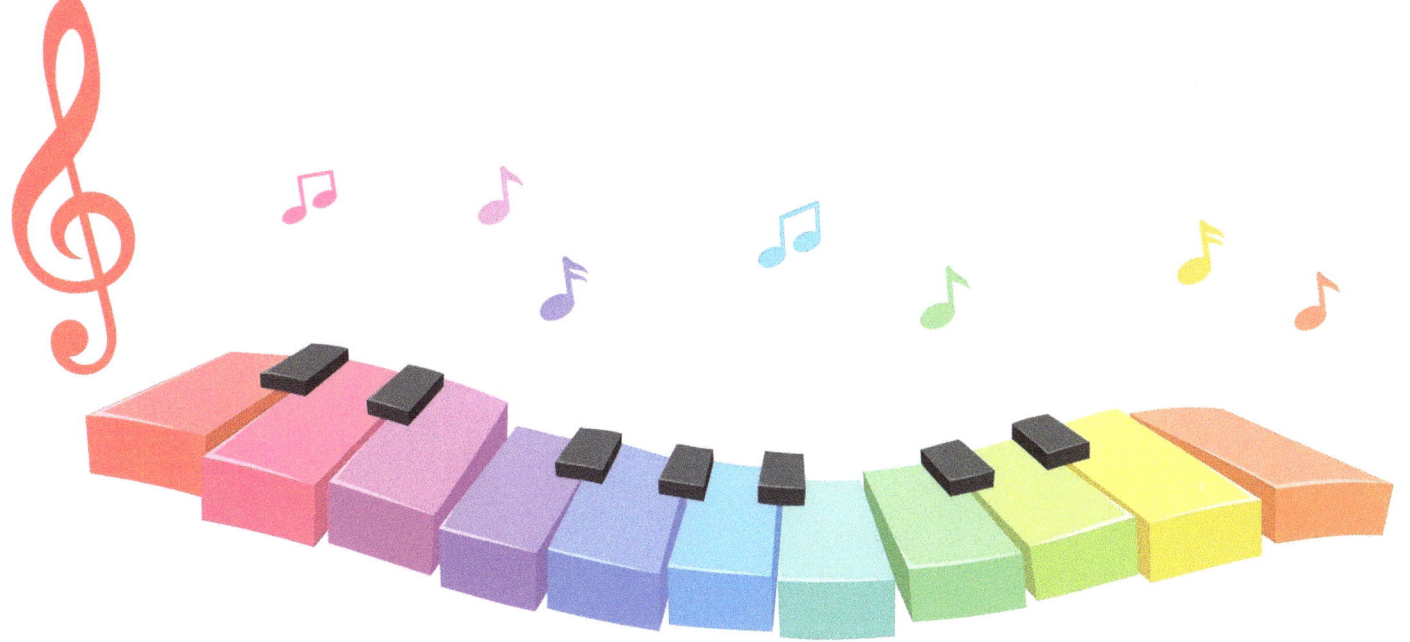

Estar en el espectro no significa ser un punto en una línea.

Tal vez una forma más lírica de pensar en este espectro sea compararlo con un teclado musical.

Un espectro musical también tiene un amplio rango. Imagina las manos de un concertista de piano subiendo y bajando, pulsando las teclas en diferentes puntos, suavidades y tiempos. Ahora imagina que esos sonidos representan las múltiples facetas de una persona autista.

Empecemos con las 88 teclas tradicionales. Son suficientes para crear una gran variedad de canciones, conciertos e incluso sinfonías. Es mucho, pero apenas son puntos suficientes para representar a todos como una sola nota.

Incluso con todas estas opciones, una persona podría ser diferentes notas en diferentes momentos. O tal vez varias notas a la vez, formando acordes.

Sin embargo, las 88 teclas estaban determinadas en gran medida por la longitud de los brazos de los intérpretes. No hay razón para que no haya teclas adicionales en cada extremo del teclado. Hay notas que ni siquiera podemos oír porque están en otro lugar de la escala.

Y sin duda podría haber más teclas insertadas entre las que hay. Así habría sitio para más notas y más personas.

Los órganos añaden un teclado adicional para obtener aún más sonidos. Y también puedes tener un teclado eléctrico. Y un sintetizador. Quizá un clavicordio o un carillón de campanario. Para el caso, un acordeón tiene un teclado. Y no te olvides de los pedales. Hay muchas formas de hacer sonidos.

Si la mayoría de la gente danza arriba y abajo por este teclado teórico, tocando sonidos agradables al azar o en un orden especial, es bastante fácil imaginar a otra persona que parece estar tocando las notas equivocadas—notas inusuales—tal vez en el orden equivocado o con las combinaciones equivocadas.

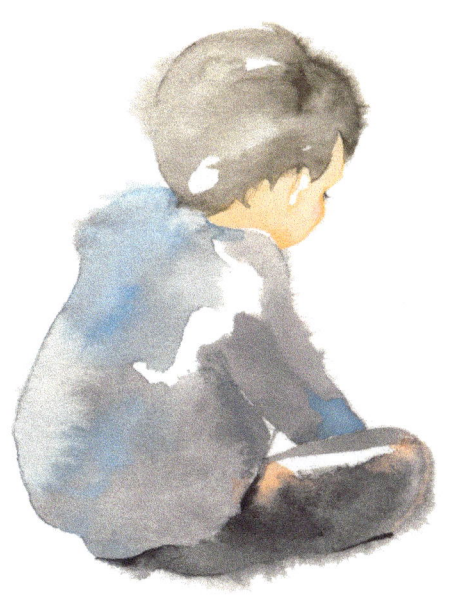

¿Ése eres tú?

Quizá estés en un espectro diferente. Tal vez seas música, pero no la canción de moda de todo el mundo.

Otras palabras como disonancia o discordante pueden describirte a ti o a tus sentimientos. Puedes parecer discordante, estridente, fuera de tono, poco melodioso, cacofónico o desafinado—pero sigues siendo música.

Sí, eres música para las personas que te rodean. Especialmente para tu familia.

Hay muchos tipos de música, cada uno diferente, pero con su público y sus intérpretes. Aunque seas otro tipo de música, sigues siendo alguien especial.

Hay un público para ti.

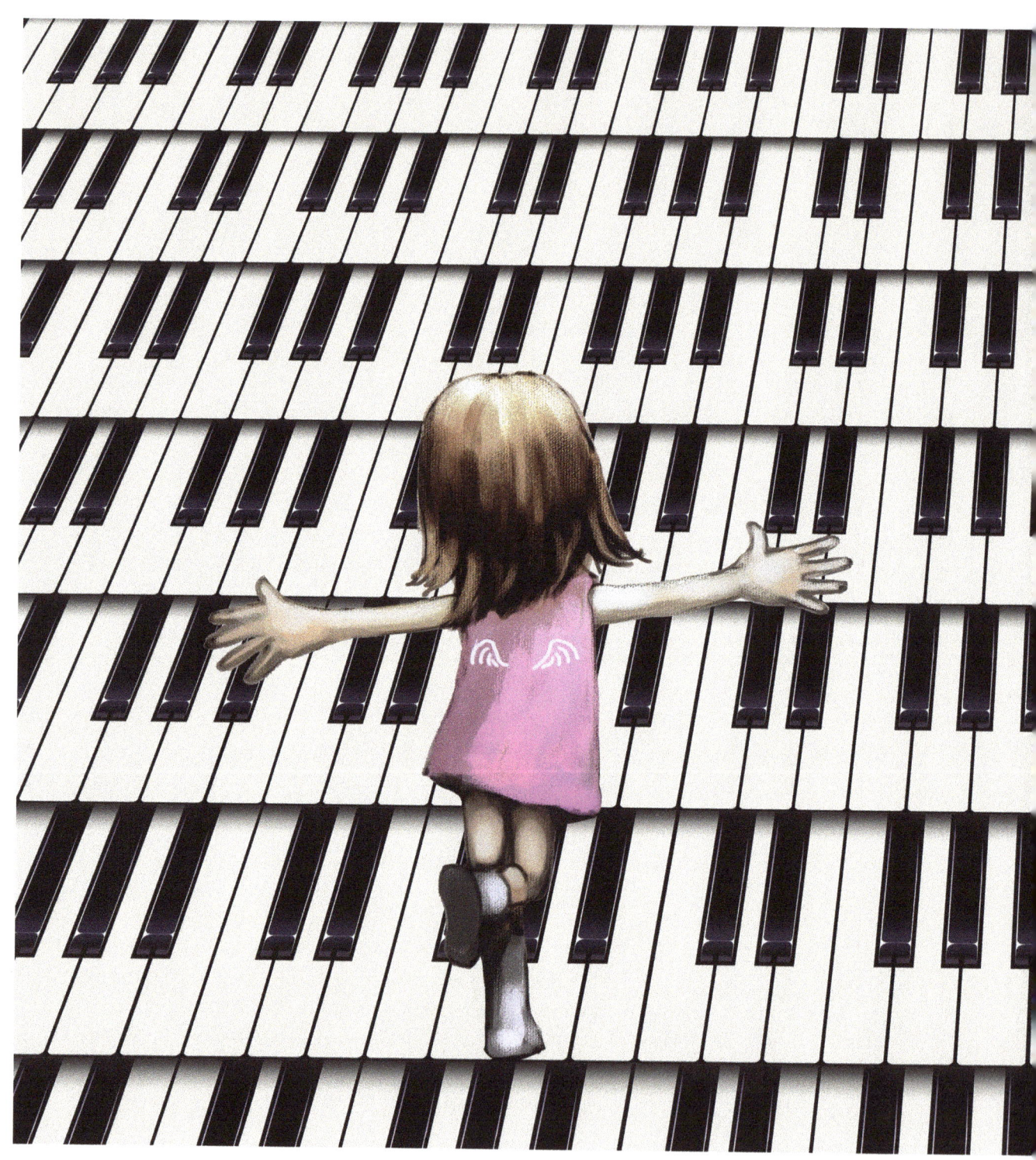

El autismo puede ser abrumador.

De hecho, ese es uno de los síntomas—una sobrecarga de los sentidos. Demasiado ruido, demasiada luz, o demasiados cambios en las rutinas. A veces simplemente hay demasiados pensamientos gritando en tu cabeza.

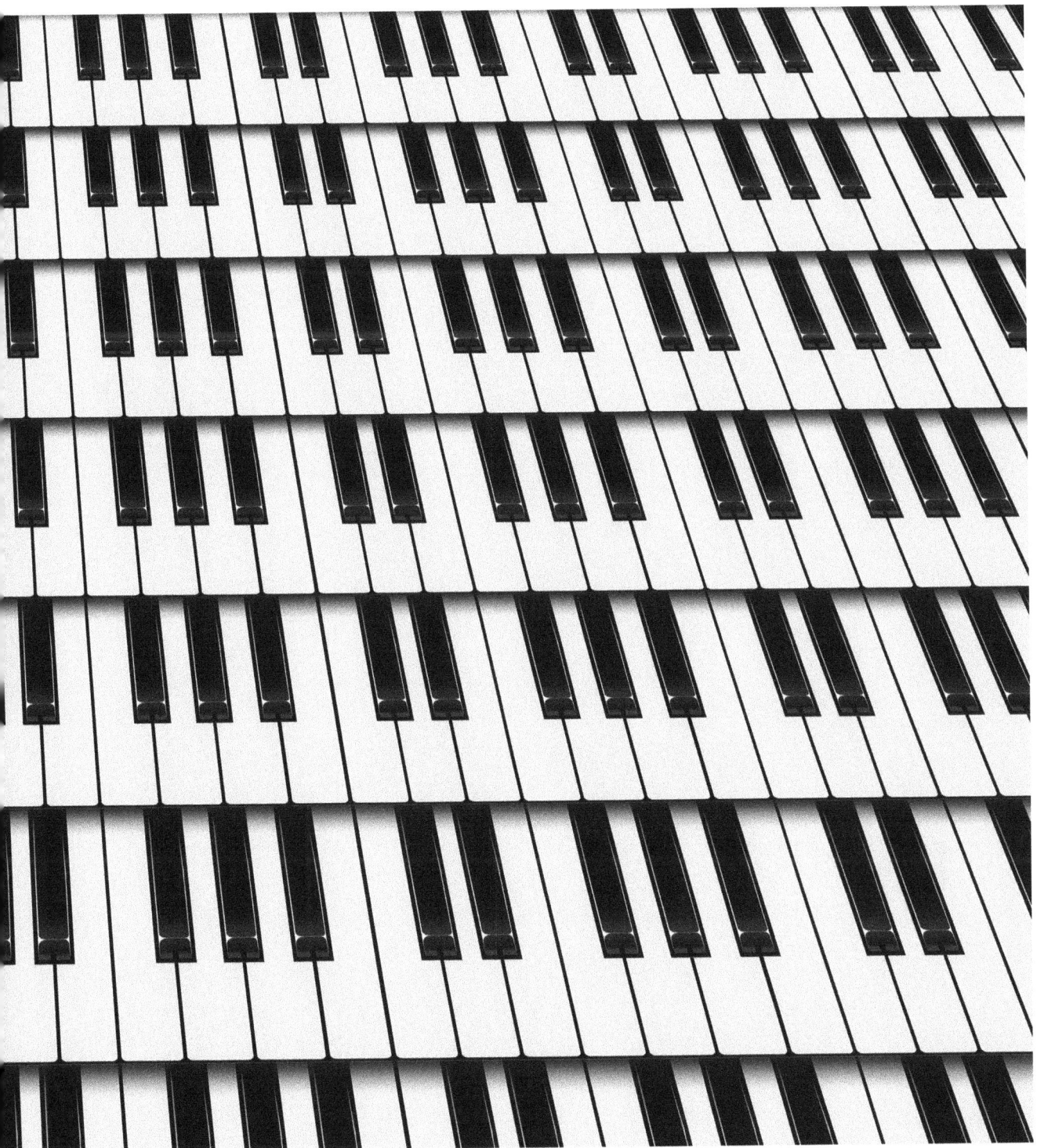

Puede manifestarse de diferentes maneras. Puede hacerte hiperactivo o irritable, a veces muy irritable. Puede que simplemente estés demasiado nervioso para funcionar.

Estés donde estés, en cualquier espectro que exista, puedes ser feliz. Hay gente a tu alrededor que quiere escuchar tu música. Ellos quieren ayudar.

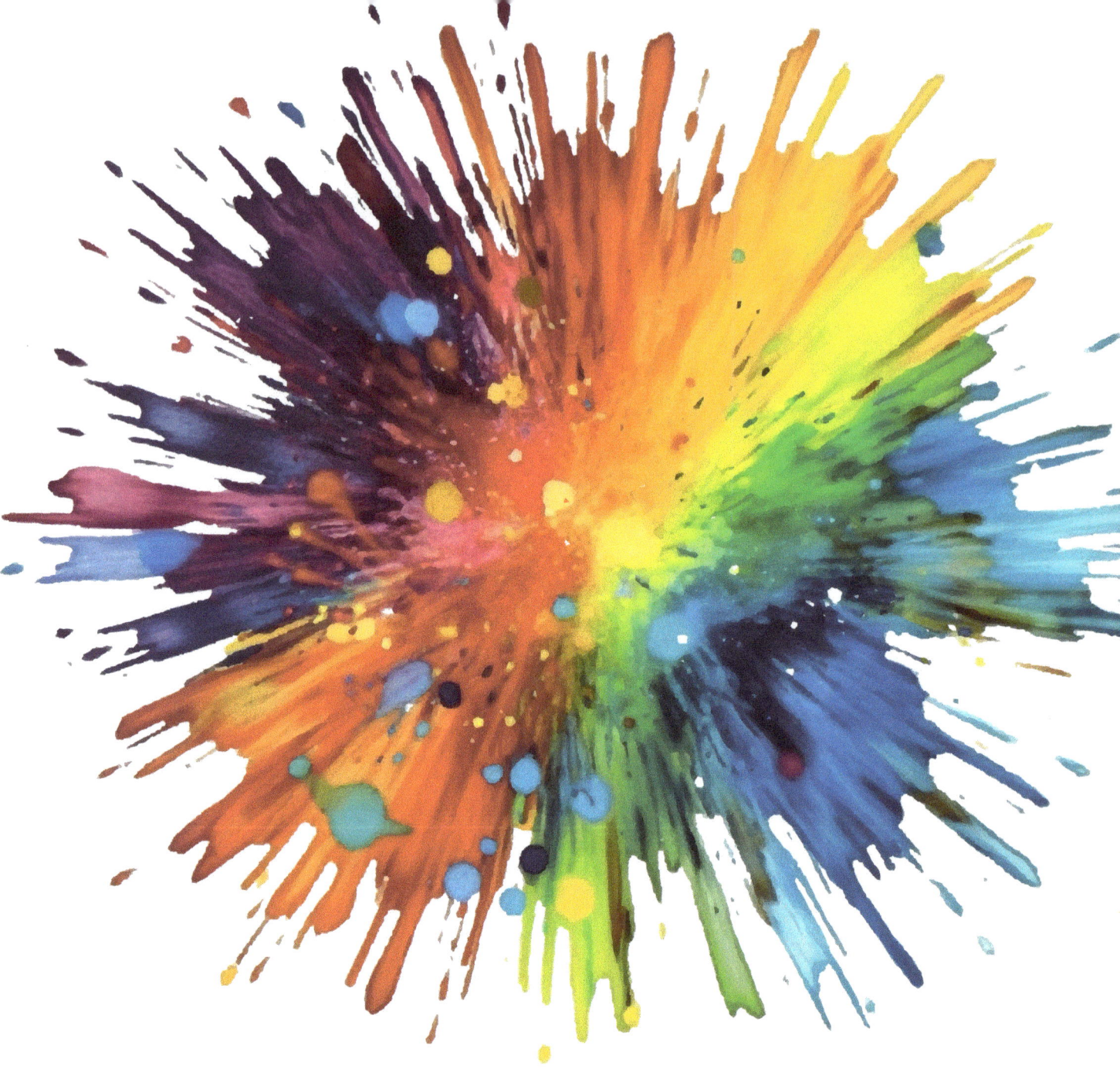

Si estás en el espectro, eso no es necesariamente bueno o malo. Es sólo un hecho.

Pero es un hecho suave, que puede significar una variedad de cosas en diferentes grados, por lo que es justo mencionar tanto los aspectos positivos como los negativos.

Durante mucho tiempo, el autismo ha tenido fama de ser oscuro. Todo oscuro. Cualquiera que fuera peculiar pero no oscuro se decía que tenía el síndrome de Asperger, que es donde todos los casos de autismo leve solían pasar el rato. Era el "autismo light." Ese término ya no se usa, y se considera mucho más positivo llamarse "del espectro." Está bien, pero es un eufemismo.

¿Recuerdas el nombre completo del espectro?

Es el Trastorno del Espectro *Autista* (TEA). Es lo mismo. Autismo y espectro son intercambiables.

Las personas del espectro no están alineadas ordenadamente en un lado del planeta mientras que todos los demás están en el otro lado. Hay personas con espectro en todas partes, mezcladas en el mundo entero—y las ha habido a lo largo de la historia.

Están en tu salón de clases, puede que incluso como profesores. Están en tu biblioteca, en tus iglesias, en tus fuerzas armadas. Viven en tu colonia, compran en tus centros comerciales, juegan en tus parques y se relajan en tus teatros. La mayoría son difíciles de detectar. Otros simplemente parecen nerds.

Las personas con autismo llevan vidas plenas y felices, aunque tengan momentos en los que las cosas son difíciles. ¿Verdad que a todos nos pasa?

Sus comportamientos pueden ser inusuales, a veces incluso molestos o perjudiciales, pero no tienen por qué ser incapacitantes. Pensar de forma inusual no es necesariamente malo. Puede conducir a grandes cosas.

De todos modos, nadie es bueno en todo. Con los pensamientos concentrados y especializados que experimentan algunos autistas, otros pensamientos pueden quedar relegados. Eso incluye muchos comportamientos sociales que todo el mundo considera importantes, pero que son mínimos en el pensamiento autista.

Si nuestros cerebros tienen una capacidad finita, entonces tiene sentido que cuando alguien está ampliando el universo del pensamiento de una manera, otras actividades cerebrales se vean disminuidas. Todos hemos tenido nuestra atención centrada en una cosa, sólo para dejar pasar otra. Eso es lo que es en gran parte el autismo.

Es una hiperfocalización que abre algunas ventanas mientras cierra otras.

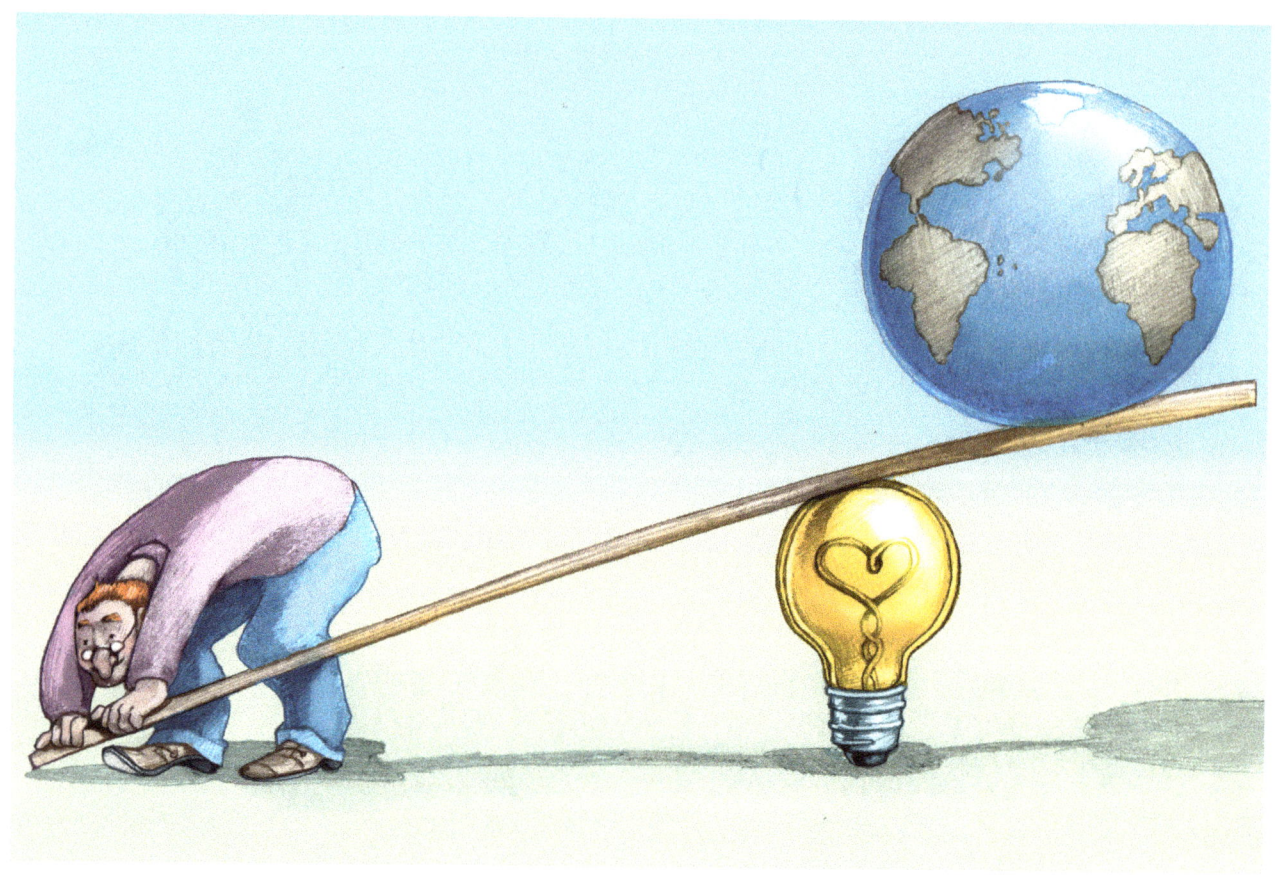

Cuando tomas en cuenta todos los avances de la civilización que se atribuyen a personas que se cree que están en el espectro, es bastante impresionante.

Los autistas han creado grandes revoluciones en el pensamiento científico y matemático. Marie Curie. Nikola Tesla. Alan Turing. Son los gigantes que a lo largo de la historia convierten los pensamientos en relámpagos. La historia nos dice que a menudo eran malhumorados, o retraídos, o ansiosos, pero fueron aceptados porque sus contribuciones fueron masivas. Muchos de sus nombres se han convertido en clichés de brillantez. Son nuestros superintelectuales.

Para algunos, el autismo es una forma de concentración. Se convierten en los supercreativos. Los atletas hablan a veces de estar "en la zona" cuando alcanzan niveles excepcionales de rendimiento. Quizá algunos de los sabios del autismo experimenten el "pensamiento en la zona."

Hay personas que odian todo lo relacionado con su lucha contra el autismo, pero hay otras que no sólo aceptan su autismo, sino que lo consideran un atributo importante y positivo.

Elon Musk, quien padece dificultades sociales y sufrió acoso escolar, habla abiertamente de su autismo, al que atribuye gran parte de su éxito. El director de cine Tim Burton habla sin tapujos de su autismo. También lo hace la activista climática Greta Thunberg. Aceptar no es fracasar. Es iluminación.

Si los extraterrestres aterrizaran en la Tierra, esperaríamos que fueran superinteligentes, pero no que fueran exactamente como nosotros. Esperaríamos que pensaran de forma distinta, y probablemente no se interesarían por nuestras fiestas de cumpleaños, nuestros partidos de fútbol o nuestras mascotas. Lo aceptaríamos e intentaríamos llevarnos bien con ellos—y aprender de ellos.

Con esto no pretendo equiparar el autismo con los extraterrestres, pero quizá haya una reflexión al respecto.

O quizá el autismo sea parte de la evolución. Tiene que ver con cambios en el cerebro—¿acaso no es eso la evolución? ¿Existe una varianza genética que conduce al desarrollo de una nueva faceta de la humanidad?

Temple Grandin, una conocida conferencista sobre el autismo ha declarado famosamente que si se hubiera eliminado el autismo del acervo genético, "tendrías un montón de gente de pie alrededor de una cueva, charlando y socializando y sin hacer nada".

Al hablar de manera elocuente como persona con autismo, es un gran ejemplo de las personas que funcionan bien y contribuyen a la sociedad. .

Grandin piensa con imágenes en vez de con palabras o interacciones. Esto no es inusual en las personas con autismo y es una de las razones por las tienen dificultades para hablar. Sus mentes se basan en imágenes, no en palabras. Ella compara su pensamiento con el de una videocasetera que reproduce, rebobina y vuelve a reproducir películas. Compara su cerebro con una biblioteca de videos que puede recuperar a voluntad y estudiar o adaptar a nuevas ideas. deas.

Pensar de forma diferente está en el corazón del autismo y ha llevado a tener pensamientos que están en la cima de los logros humanos, pero no es correcto caracterizar a todas las personas con autismo como genios. Puede que simplemente "piensen de forma diferente" en aspectos más pequeños y cotidianos. El pensamiento autista puede aplicarse a los negocios, la educación, los deportes o la crianza de una familia.

Merece la pena mencionar una idea errónea muy extendida: que hay muchos genios con autismo que consiguen cosas milagrosas. Aunque los hay y son extraordinarios, tienden a limitarse solo a unos pocos campos, normalmente la música, el arte y las matemáticas, y suelen ser bastante limitados en otras áreas.

Es mucho más probable encontrar buenas ideas a pequeña escala. Ideas que son prácticas y útiles. Pensar con originalidad es típico de las personas con autismo y puede ser útil de muchas maneras.

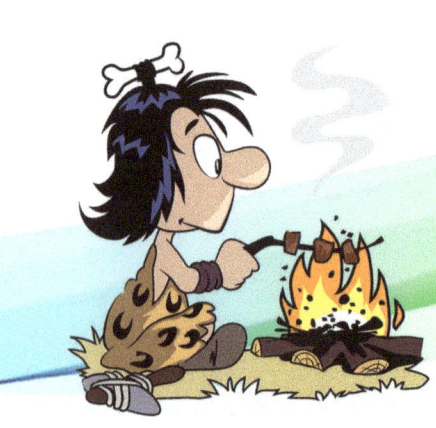

¿El autismo en la historia?

¿Hubo hombres de las cavernas con autismo? Es posible. Tal vez uno de los vecinos cavernícolas de Barney Rubble. No había médicos en la Edad de Piedra, así que no podemos saberlo con seguridad.

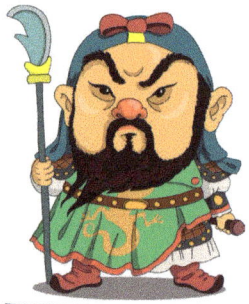

¿Los ejércitos conquistadores de Alejandro Magno incluían guerreros del espectro? ¿O las hordas invasoras de Gengis Kan, Ciro el Grande o Julio César?

A lo largo de los siglos ha habido una gran variedad de personas. Algunas eran promedio. Otras eran excepcionales. Y es bastante probable que algunos de ellos tuvieran características autistas. ¿Cómo han influido en el desarrollo de nuestras civilizaciones?

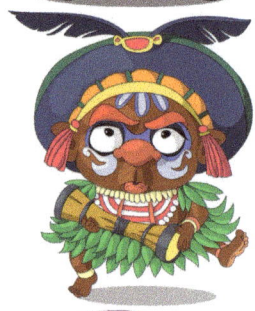

¿Las grandes hazañas de ingeniería de los egipcios, los aztecas o los mayas podrían haber contado con la ayuda de genios autistas? ¿Estaban los chamanes africanos dentro del espectro?

¿Y los exploradores que surcaron los mares en busca de riquezas utilizando solo herramientas de navegación primitivas y las estrellas? ¿Hubo vikingos autistas? ¿Había piratas navegando el espectro?

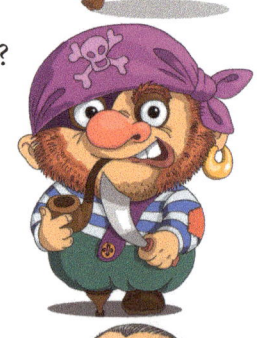

Debió de haber soldados autistas en la Guerra de la Independencia y líderes entre los patriotas que crearon nuestro país cuando era nuevo. Thomas Jefferson no solo era un gran pensador, sino que tenía una hipersensibilidad al sonido. Y el super intenso Benjamin Franklin perseguía tantos intereses que muchos historiadores lo consideran autista. Tal vez incluso George Washington, que era estoico y distante, además de obsesivamente dedicado y trabajador.

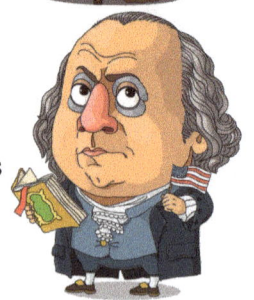

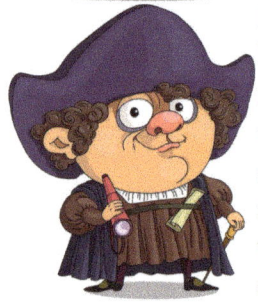

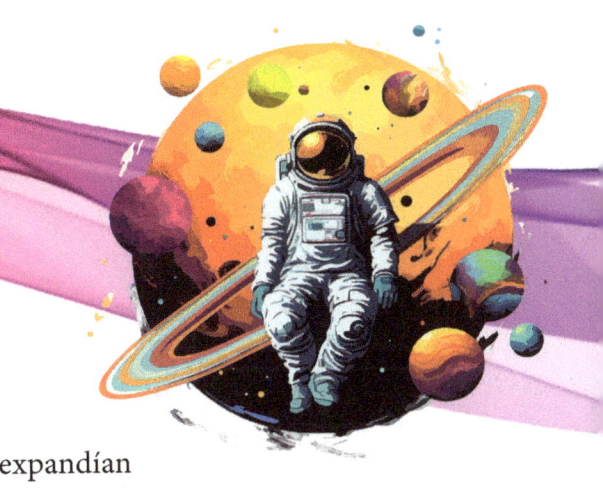

¿Hubo pioneros autistas en las caravanas que expandían nuestro país hacia el oeste, desde vaqueros a maestros de escuela o taberneros?

A lo largo de la historia ha habido científicos y pensadores revolucionarios que ahora se cree que eran autistas, como Sir Isaac Newton. Apenas hablaba, tenía intereses obsesivos y un mal temperamento.

Las artes se han llenado de super talentos autistas en todos los campos. Algunos afirman que Johann Sebastian Bach escribió esencialmente la banda sonora del espectro con sus partituras repetitivas.

Charles Darwin definió nuestra comprensión de la evolución, pero evitaba las interacciones sociales y prefería escribir a hablar profesionalmente.

Los inventores con autismo crearon muchas de nuestras tecnologías modernas. Hombres como Henry Ford y Thomas Edison, y Alexander Graham Bell trabajaron todos desde algún punto del espectro.

El artista surrealista Salvador Dalí era una persona impulsiva y arriesgada, con rabietas interminables y escasas habilidades motrices, pero era hipercinético, obsesivo, solitario y, sin embargo, polifacético.

El increíble cerebro de Albert Einstein pensaba de forma tan diferente que replanteó el universo entero.

¿Y tú? ¿Hay grandes cosas en tu futuro? Probablemente más de las que imaginas ahora. Sigue intentándolo....

TU FOTO AQUÍ

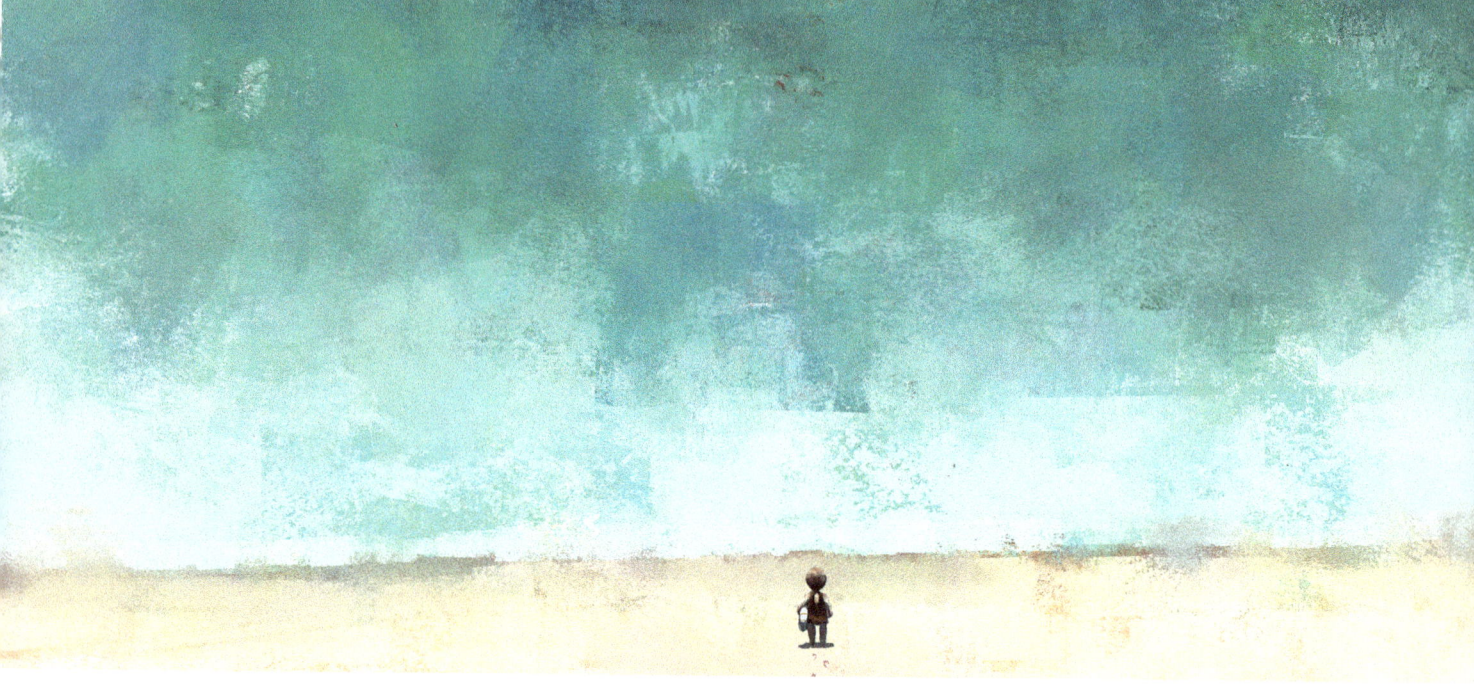

¿Tienes autismo?

Como probablemente habrás oído, el autismo conlleva dificultades. Algunos aspectos simplemente no son buenos. Nadie tiene todos estos problemas, pero son comunes entre las personas con autismo.

Las dificultades en el habla realmente no tienen ventajas y alrededor de un tercio de las personas con autismo tienen problemas con el lenguaje hablado. Algunos tienen problemas de memoria a corto plazo. O arrebatos de mal genio. El control de los impulsos puede ser un problema. Alrededor de un tercio tienen discapacidad intelectual.

Muchos no sienten miedo, lo que puede ser peligroso si no tienen cuidado con las cosas que pueden hacerles daño.

Los problemas gastrointestinales son frecuentes, al igual que los problemas para dormir y para ir al baño.

Algunos reaccionan de forma exagerada cuando se les dice qué tienen que hacer, resistiéndose incluso a instrucciones ordinarias o triviales, mostrando una Evasión Patológica de la Exigencia (o Impulso Persistente de Autonomía).

Además, el autismo comparte síntomas con otros trastornos como el Trastorno por Déficit de Atención e Hiperactividad, el Síndrome de Tourett, el Trastorno Negativista Desafiante, la esquizofrenia, la ansiedad, la depresión y la epilepsia, por lo que a veces puede ser difícil distinguir cuál es cuál.

No tengas miedo del autismo. Reconócelo como lo que es. No todo es malo. No todo es bueno. Puedes afrontarlo.

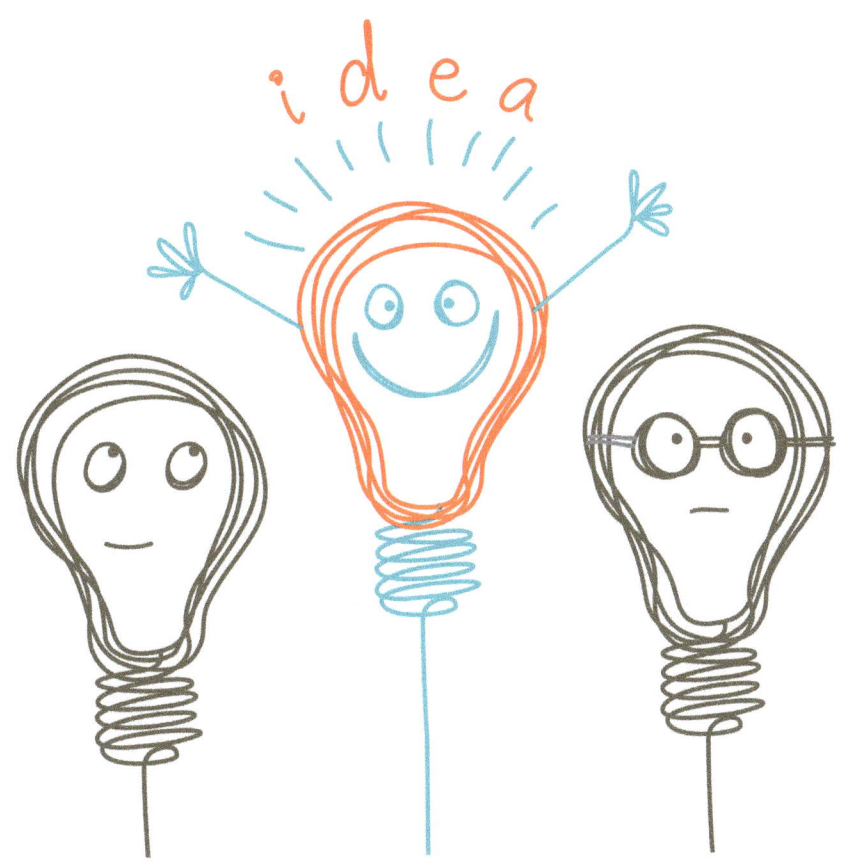

No tienes que llevar una camiseta que diga "Tengo autismo", pero tampoco tienes que ocultarlo.

No es más tu "culpa" que si fueras zurdo.

Algunos niños pueden lanzar una bola curva.

Algunos saben cantar.

Pero algunos niños quieren que los dejen en paz.

En cada uno de esos casos, hay que trabajar duro para sobresalir.

El autismo también requiere trabajo. No es fácil ser una persona ajena.

Tener autismo no significa que perdiste.

Solo significa que las reglas del juego han cambiado.

¿Vas a cambiar el mundo? Tal vez. No es un requisito, pero siempre es una posibilidad.

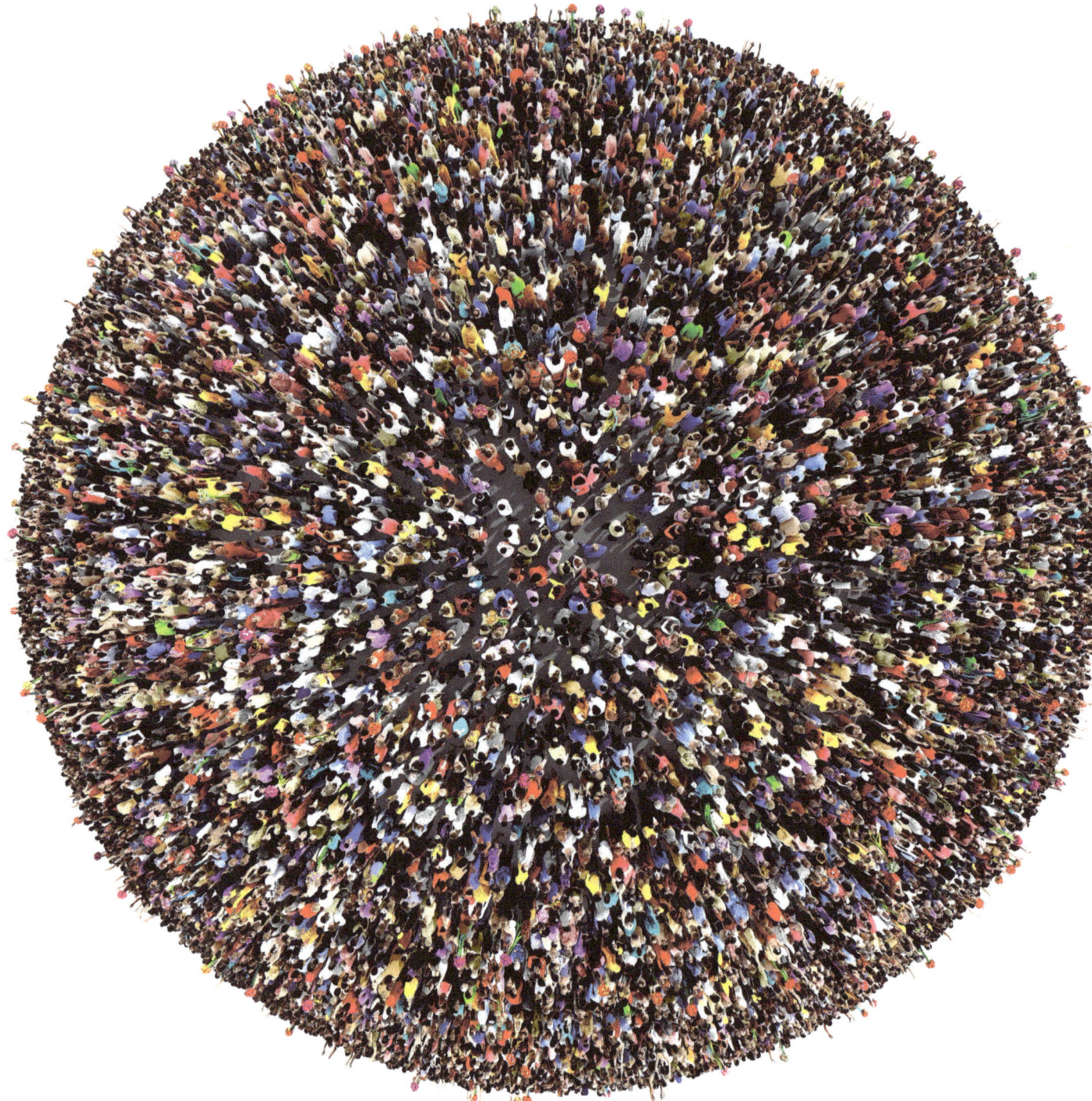

Algunas de las personas más fascinantes del mundo están en el espectro, tanto del pasado como del presente.

Empecemos por los grandes pensadores, como los filósofos Ludwig Wittgenstein, Friedrich Nietzsche y Bertrand Russell.

Luego están los científicos que han cambiado el mundo, como el biólogo Alfred Kinsey, el químico Henry Cavendish, la citogenetista Barbara McClintock y los físicos Paul Dirac, Marie Curie y William Scott.

Entre los autistas más destacados se encuentran grandes inventores e ingenieros como Thomas Edison, Nikola Tesla, Benjamin Franklin, Henry Ford y Howard Hughes.

A la cabeza de la revolución tecnológica moderna estaban Steve Jobs, Paul Allen y Mark Zuckerberg.

Ha habido políticos con autismo que han llegado a las más altas esferas de nuestro gobierno: Thomas Jefferson, Abraham Lincoln, George Washington y Al Gore.

En el mundo de la arquitectura destacaron Le Corbusier y William Scott, además del artista Stephen Wiltshire.

Líderes con autismo en otros campos fueron el campeón de ajedrez Bobby Fischer, el programador de juegos informáticos Satoshi Tajiri, el psiquiatra Carl Jung y el premio Nobel de Economía Dr. Vernon Smith.

En diversos campos de las artes siempre ha habido personas con autismo. Vincent Van Gogh, Andy Warhol, Peter Howson y Wassily Kandinsky se expresaron elocuentemente a través de sus pinturas y esculturas.

Los autores han poblado el espectro con pensamiento. Destacan Emily Bronte, James Joyce, Lewis Carroll, Virginia Woolf, Isaac Asimov, H.P. Lovecraft, Franz Kafka, H.G. Wells, Mark Twain y George Orwell, así como los poetas Algernon Charles Swinburne y William Butler Yeats.

El autismo y el teatro se funden en las obras de los dramaturgos George Bernard Shaw y Carolyn Gage, así como en las de los directores de cine Stanley Kubrick, Charlie Chaplin, Steven Spielberg y Alfred Hitchcock.

El espectro incluye a otros artistas como Garrison Keillor y Jim Henson, y a actores como Daryl Hannah, Marilyn Monroe y Sir Anthony Hopkins.

La música está estrechamente relacionada con las matemáticas, por lo que no es de extrañar que este campo esté repleto de compositores, pianistas, cantautores y cantantes autistas, incluyendo a Ludwig van Beethoven, Marty Balin, Tony DeBlois, Travis Meeks, Thomas "Blind Tom" Wiggins, Bob Dylan, Glenn Gould, John Denver, Robbie Williams, Pip Brown, Craig Nicholls, Gary Numan, Michael Jackson, Adam Young y Susan Boyle.

El espectro pasa también por el mundo de la comedia, donde ver el mundo de forma diferente ha sido útil para Jerry Seinfeld, Chris Rock, Roseanne Barr, Woody Allen, Michael Palin, Robin Williams, Andy Kaufman y el caricaturista Charles Schulz.

No se trata solo de personas dentro del espectro. Son éxitos rotundos.

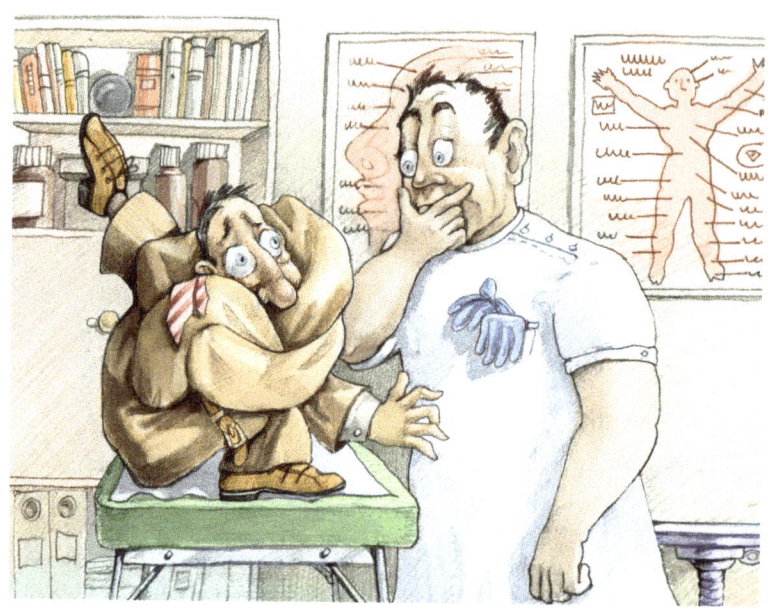

¿Qué causa el autismo?

Nadie lo sabe con certeza. El autismo se considera un problema neurológico del desarrollo, y algunos lo llaman trastorno de la comunicación social. Proviene de tu cerebro.

Se sabe que la genética influye en el autismo, por lo que a menudo un hermano también lo padece. Algunas personas son zurdas, otras altas y otras pelirrojas. Algunas son autistas.

Algunos niños autistas tienen madres y padres mayores. Sobre todo padres mayores. A veces se da en niños que tienen un peso muy bajo al nacer, o cuyas madres tuvieron complicaciones en el embarazo o partos muy seguidos.

El autismo puede estar asociado al síndrome de Down o al síndrome X frágil.

Sabemos que no es causado por bacterias o virus. ¡Ni tampoco por las vacunas! Este rumor ha sido desmentido científicamente.

Se sospecha que los factores ambientales también forman parte del rompecabezas. Está relacionado con la contaminación atmosférica, sobre todo durante el embarazo, y se cree que los pesticidas y los retardantes de llama pueden influir.

A veces, los niños autistas tienen un crecimiento excesivo de levaduras en el tracto gastrointestinal, lo que provoca síntomas como risa inapropiada, trastornos del sueño, hiperactividad y dolor.

¿Por qué hay más autismo hoy en día?

Bueno, quizá sí hay, pero quizá solo estemos oyendo hablar más de él. Antes, cuando nadie sabía qué era el autismo, no lo buscaban, así que no lo encontraban. Eso no significa que no existiera.

Ahora hay más información sobre el autismo que nunca. Esa sensibilización hace que se le preste más atención, y por eso hay más diagnósticos.

La gente lo busca. Los padres y los médicos están más preparados. Y lo están encontrando, no solo en el presente, sino que cuando miran atrás en la historia, creen ver comportamientos autistas en las historias de mucha gente.

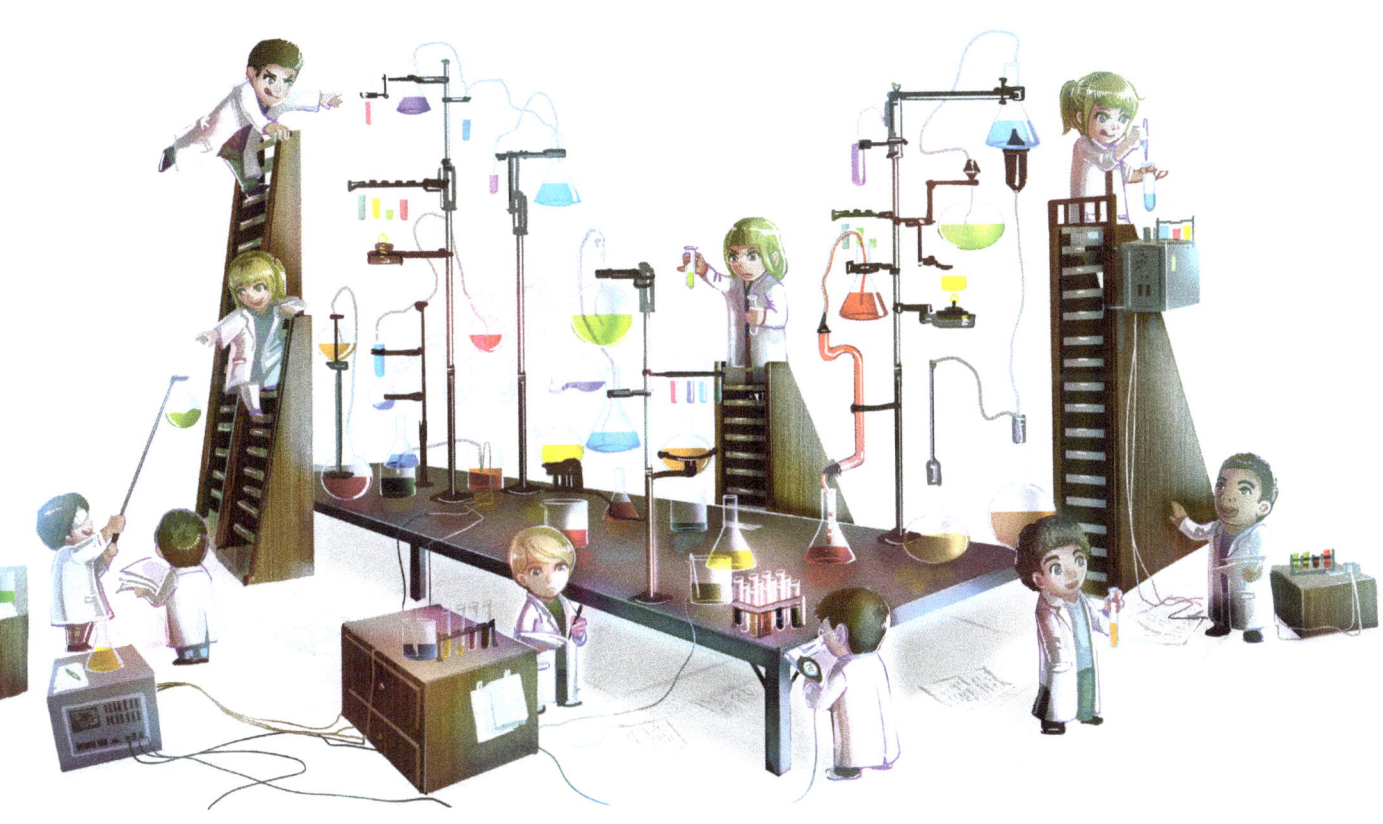

¿Hay cura?

No. Lo siento.

No hay cura para el autismo. No hay pastillas. Ninguna vacuna. Ni cirugía. Ningún elixir mágico.

Pero hay ayuda. Cuanto antes la recibas, mejor.

Las terapias proporcionadas por médicos, terapeutas y educadores experimentados son lo mejor. Al enseñar a los niños autistas a afrontar sus problemas, les preparan para enfrentarse al mundo que les espera. Algunas terapias son controvertidas en la comunidad autista. Investiga.

Los centros de educación especial pueden proporcionar un entorno positivo para garantizar el progreso e infundir confianza. Los niños pueden aprender a relacionarse con los demás y a superar sus dudas y miedos.

Cuidado con las "curas" fraudulentas del autismo. Son habituales y se aprovechan de los padres incautos.

Sin embargo, hay medicamentos que pueden ayudar a combatir la ansiedad y la depresión que acompañan al autismo.

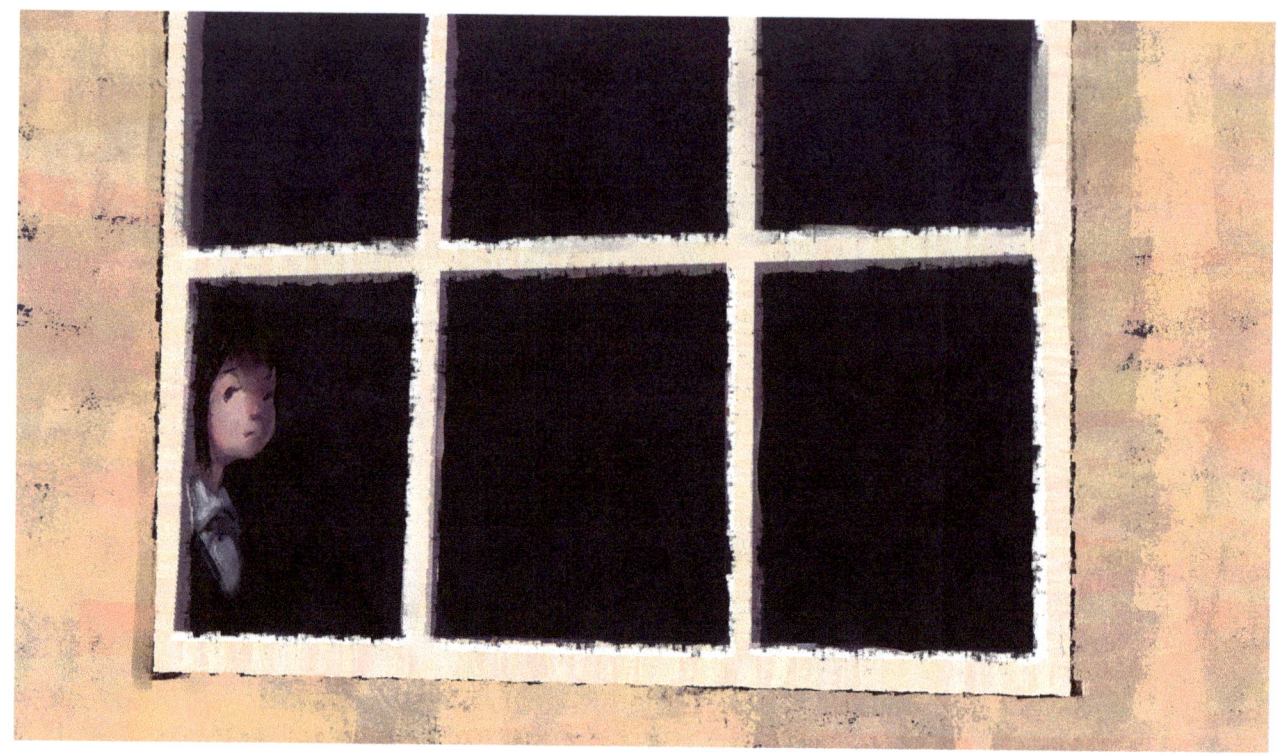

Siente el espectro.

Hay mucha información sobre cómo se ve y se oye el autismo, pero mucha menos sobre cómo se *siente*.

Las personas con autismo no dan muchas pistas, así que los demás pueden pensar que no sientes nada. Pero tú sabes que sí.

Puedes sentirte especialmente confuso en las interacciones sociales cuando tienes problemas para entender las señales y la comunicación. Y la gente puede tener problemas para entenderte a ti.

Puede que quieras tener amigos, pero quizá no sepas cómo hacerlos o mantenerlos. Tal vez no se te dé bien jugar con los demás. Eso puede mantenerte aislado.

Si no hablas, te cuesta aún más comunicar tus sentimientos y necesidades. La empatía es fuerte en los autistas, pero a menudo queda oculta por su incapacidad para mostrarla. Puede que incluso seas hiper empático y no quieras molestar a los demás.

Y puede que te sientas solo o deprimido.

Esto es especialmente cierto en el caso de las niñas, que a menudo pueden enmascarar mejor los comportamientos. Pueden tener dificultades sociales, sensibilidad sensorial y crisis. Hay cuatro veces más niños autistas, por lo que las niñas pueden pasar desapercibidas y no ser diagnosticadas.

La razón por la que puede que no muestres emociones podría ser que sientes demasiadas emociones. Te abruman las emociones porque se acumulan en tu interior.

¡No eres el único!

Si las personas con autismo suelen tener problemas para comunicarse, ¿cómo es posible que los pensamientos más sensibles, sensuales, bellos e íntimos para compartir surjan entre estas mismas personas?

Pues es cierto. El autismo lleva a todo tipo de expresiones, en concreto a lidiar con lo que se siente.

El mundo interior del alma autista se revela en las obras de los poetas con autismo Leslie McIntosh, David Christopher Miedzianik, Ella Sanderson, Kate Fox, Les Murray, Joanne Limburg y los poetas no-vocales Hannah Emerson y Adam Wolfond.

Hay dramaturgos con autismo que luchan con sus problemas vitales sobre el escenario. Mira o lee las obras de Rhiannon Lloyd-Williams, Matteo Esposito, Dave Osmundsen y Olivia Nguyen.

Los autores con autismo exploran los mundos interiores de las mentes autistas tanto en novelas como en obras de no ficción. Temple Grandin, Helen Hoang, Talia Hibbert, Ada Hoffmann, Jen Wilde, R.B. Lemberg, Kaia Sonderby, Jes Battis, Andi C. Buchanan y Corrine Duyvis son solo algunos de ellos.

Descubre el arte introspectivo y explosivo de Donna Williams, Mathew Wong, Angélique Adrianna Govy, Derrick Freeman, Peter Howson y Wiley Johnson.

Algunos artistas con autismo, como Rebecca Burgess y Aspigurl/Lily Spectrum, se expresan brillantemente a través del arte cómico (caricatura).

A menudo se dice que el dolor más el tiempo es igual a la comedia. El autismo causa más que su cuota de dolor, lo que da lugar a mucha comedia reveladora.

Las historias y observaciones de los cómicos del espectro proporcionan un sinfín de ilustraciones de los problemas, la superación y el crecimiento de personas con autismo como: Joe Wells, Hannah Gadsby, Kate Fox, Bethany Black, Sara Gibbs, John Pendall, Fern Brady, Dan LaMorte, Robert White, Rick Glassman, Jim Jeffries, Mark Norman y Mike Lawrence.

Independientemente del medio, las obras de todos estos artistas son expresivas, psicológicamente cargadas, perturbadoras e iluminadoras, y revelan una búsqueda continua de identidad, aceptación y éxito.

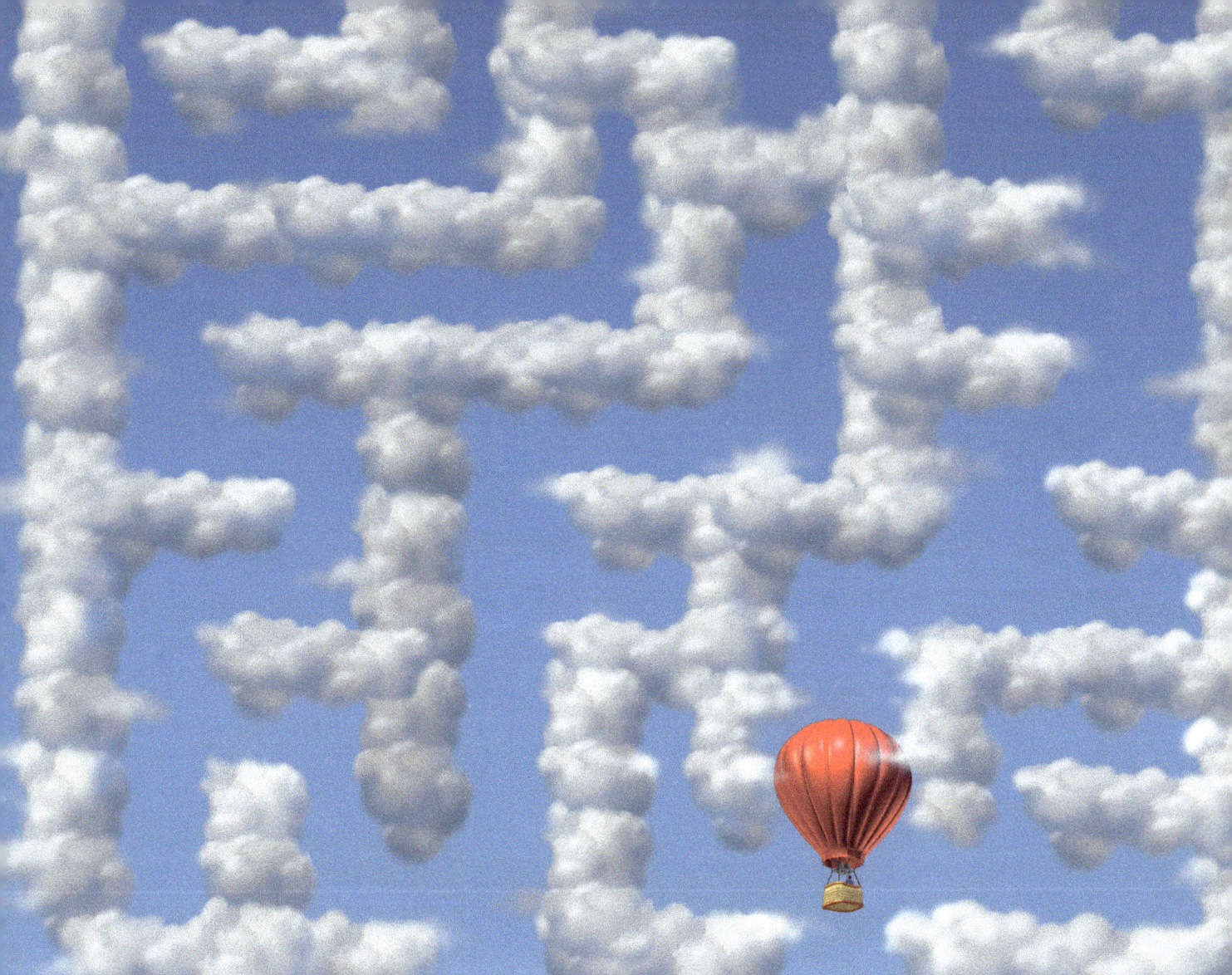

Las buenas noticias

Algunas características del autismo son beneficiosas. Some autism characteristics are beneficial.

El autismo se expresa a menudo a través de la creatividad. No todas las personas con autismo son genios de fama mundial, pero son inusuales y tienen puntos fuertes inusuales que pueden ser útiles en la investigación, la empresa, la industria o la escuela. Esto puede dar lugar a inventos o innovaciones, o quizá simplemente a un aumento de la productividad, la satisfacción y la felicidad.

Hay alumnos muy visuales y auditivos que suelen destacar en matemáticas, ciencias, música o arte.

Su concentración y persistencia son notables. Les encanta la lógica y se les da bien el pensamiento literal y el pensamiento sistémico. Son analíticos y se concentran en la minuciosidad y la precisión. Los niños autistas suelen aprender a leer pronto (hiperlexia) y pueden memorizar cosas rápidamente y recordarlas.

Bien aplicados, los intereses especiales de los autistas pueden cruzarse con las necesidades empresariales. Son propensos al pensamiento lógico, la concentración profunda y la resolución rápida de problemas. Entienden los sistemas complejos y son buenos reconociendo patrones, prestando atención a los detalles y gestionando la complejidad. Sus procesos de pensamiento y su capacidad de observación son únicos.

Valoran las reglas y la estructura, pero desafían el pensamiento y las normas existentes. La honradez y la lealtad de los autistas son admirables. Y son menos propensos a juzgar a los que son diferentes.

Son buenos planificadores y piensan con originalidad, aportando nuevas ideas. También son buenos investigadores.

Los trabajadores con autismo suelen conocerse a sí mismos, sus capacidades y sus limitaciones. Suelen ser conscientes de su singularidad, tienen confianza en sí mismos y se sienten cómodos consigo mismos. Su pasión por sus capacidades y logros es notable y admirable.

Los autistas suelen ser tan buenos empleados que algunas Compañías hacen todo lo posible por darles trabajo, adaptando sus capacidades a las necesidades de la empresa—incluidos los trabajadores con necesidades especiales.

Los números forman gran parte de nuestro universo y son importantes en la vida de muchas personas con autismo, por lo que no es de extrañar que se conviertan en matemáticos, físicos, economistas o músicos. La ingeniería es la profesión con más autistas, y los hijos de ingenieros tienen el doble de probabilidades de padecer autismo.

Algunos son buenos profesores porque son muy empáticos y conectan fácilmente con los niños, explicándoles las cosas de formas poco habituales.

Pueden ser buenos con los animales, convirtiéndose en veterinarios, cuidadores, agricultores o ganaderos.

Los aspectos de la vida militar, incluido el liderazgo, encajan con algunos soldados y marineros del espectro.

La tecnología informática es otro mundo en el que el autismo puede encajar con el trabajo.

Y así sucesivamente. La cuestión es que hay multitud de ocupaciones para autistas. Puedes sacar ventaja de tus especialidades y encontrar un trabajo que se adapte a ti, en el que puedas destacar.

Puedes celebrar el autismo. Eso no significa hacer una fiesta. Significa atribuirte el mérito de las cosas buenas que haces y que surgen del autismo. La gente tiene que ver el otro lado del espectro.

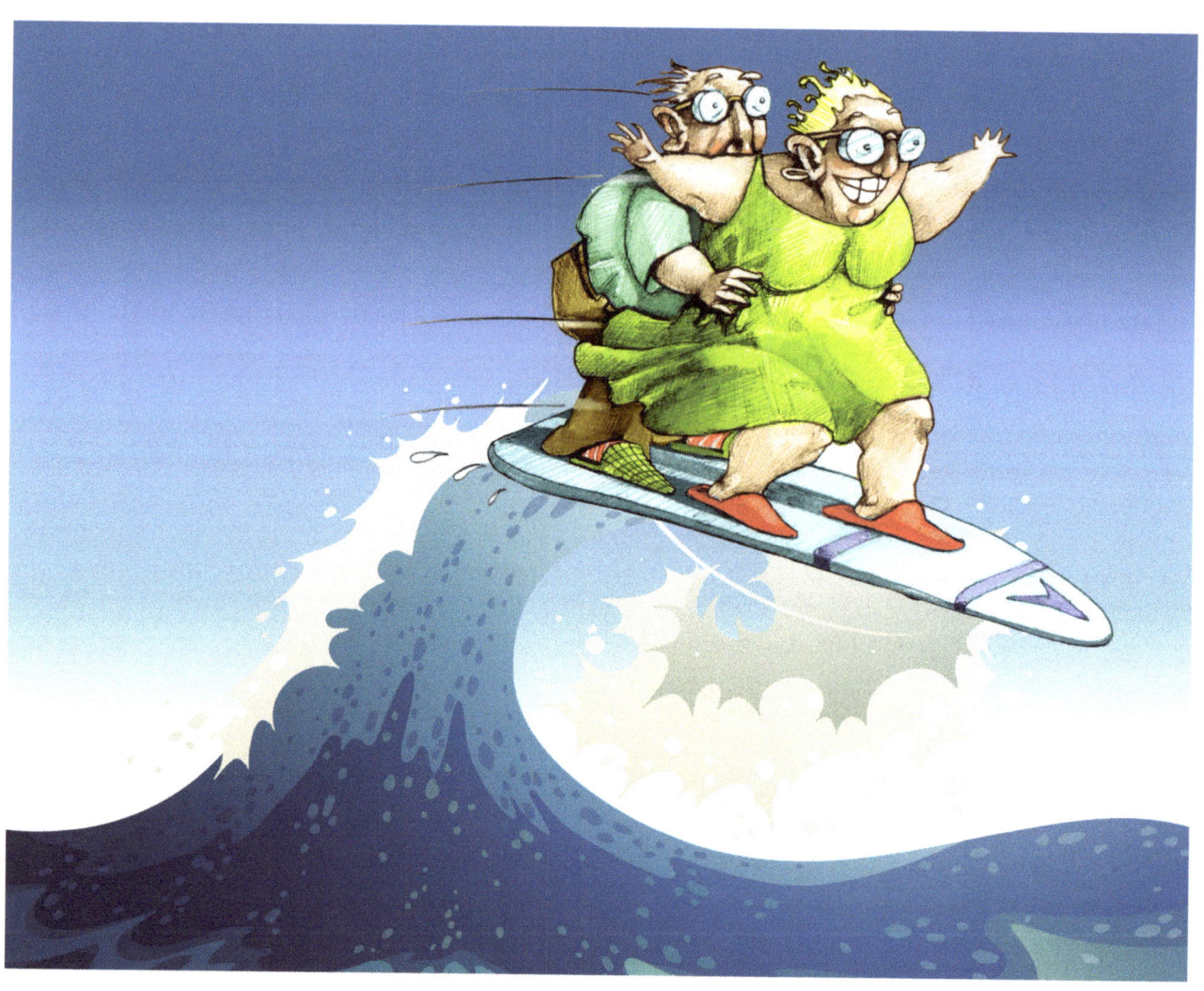

Familia

Tú también estás navegando.

Nunca oyes a nadie decir: "Qué bien. Mi hijo es autista." Cambiemos eso.

Criar a cualquier niño es difícil. Criar a un niño del espectro puede ser bastante difícil. También puede ser increíblemente gratificante.

Del mismo modo que un niño con autismo actuará "de forma diferente," los padres tienen que reaccionar "de forma diferente."

No todos los comportamientos deben corregirse. Simplemente son. A veces solo tienen que ser aceptados.

Para un padre, puede significar dejar de hacer todo lo demás para calmar y tranquilizar a un niño presa del pánico. O ignorar el aleteo de los brazos del niño a pesar de las miradas de los extraños.

Los comportamientos autistas suelen empezar en la infancia. No sabemos mucho de la madre de Mozart, pero con sus rabietas, quizá fuera un niño problemático.

Probablemente hay razones por las que la madre de Henry David Thoreau le lavó la ropa durante toda su vida.

Intenta ver las cosas desde la perspectiva de tu hijo. Lleva tiempo contemplar los alcances infinitos del universo. Quizá no sea tan importante limpiar tu habitación.

Si se te están ocurriendo grandes ideas, como el origen de las especies, quizá no tengas tiempo para charlar.

Si tu primera sinfonía está sonando en tu cabeza, quizá no quieras que la interrumpan. Sabes que si no la escribes, nadie la escuchará jamás.

Sí, los detalles de la vida cotidiana pueden parecer insignificantes y sin sentido para un niño que lucha contra el autismo. Puede que sus calcetines no hagan juego—porque no importa.

Y, el autismo puede significar aceptar un camino hacia la edad adulta diferente del que los padres esperaban y deseaban. A veces no hay final feliz, pero a menudo sí lo hay.

Sea lo que sea lo que esté pasando, el papel de los padres es buscar ayuda. Eso significa explorar todas las vías posibles de información y recursos. Tú puedes marcar la diferencia.

Empieza pronto. La identificación es clave. Los signos aparecen en el niño entre los 12 y los 24 meses. Hay que estar atento a los indicadores del desarrollo, porque la intervención temprana es fundamental.

La negación puede ser tentadora, pero cuanto antes se diagnostique a un niño, mayores serán las posibilidades de mejora mediante terapias. ¡No te convenzas de lo contrario!

Necesitarás un diagnóstico para obtener apoyo, que debe incluir una educación especial que adapte el plan de estudios de tu hijo a sus necesidades. Puede haber ayudas gubernamentales.

Va a ser una lucha, con dificultades que irán aumentando progresivamente, y tú debes ser el defensor de tu hijo. No seas tímido. Si las necesidades de tu hijo no están cubiertas—¡sácalo de allí!

La necesidad de terapias es constante, incluso cuando pueden parecer ineficaces. A veces es necesaria una agotadora repetición diaria de ejercicios antes de que aparezcan resultados positivos.

Habrá sacrificios, contratiempos y momentos de duda. Escucharás preguntas desgarradoras como: "¿Por qué nadie juega conmigo?"

El camino del padre de un niño autista es implacable, pero la recompensas son incontables. Es tu trabajo poner a tu niño en el camino hacia el éxito. Aprecia ese compromiso.

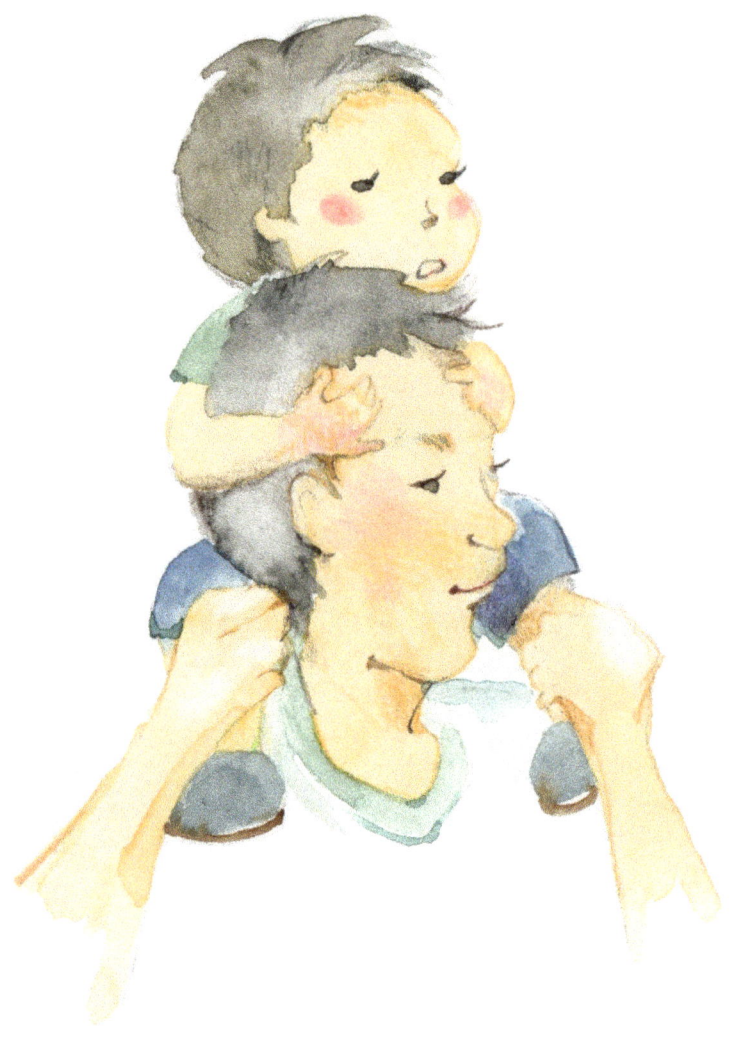

No todo el mundo lo entenderá, algunos ni siquiera lo intentarán.

Habrá burlas. O incluso intimidación.

Habrá miradas de reojo de desaprobación.

Y no serán solo los niños los que juzguen. Sus padres también, aunque sepan que no deben hacerlo.

Incluso los maestros.

Habrá situaciones con sus hermanos donde parecerá que es por el autismo, y nunca por ellos.

Tendrás que dar muchas explicaciones

Todo valdrá la pena.

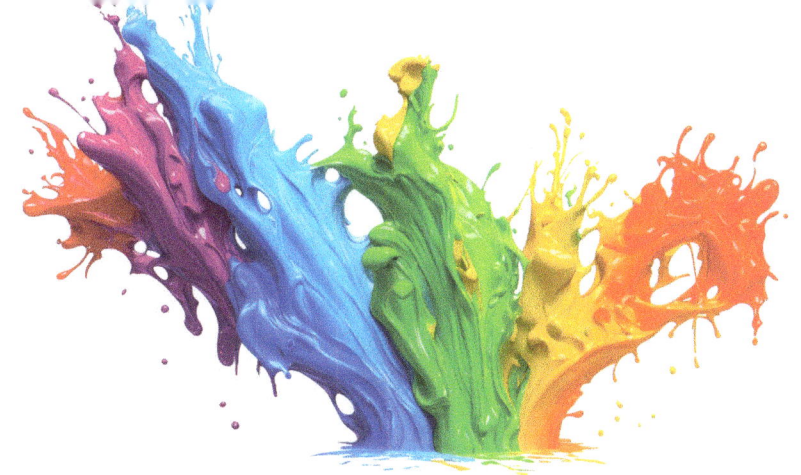

Algunas cosas que tener en cuenta

Todos los bebés son bellos y adorables, pero el autismo puede manifestarse de varias maneras a temprana edad. Ninguna de las siguientes señales son determinantes por sí solas, pero combinadas denotan algo.

Una de las señales más tempranas es simplemente responder a la gente de manera diferente. Puede ser el no poder hacer (o mantener) contacto visual, o no responder a su nombre. O no poder dividir su atención entre una persona o un objeto, como un juguete.

Durante el crecimiento del niño, otras señales aparecen. Jugar solo es una de las mayores. El retraso en sus capacidades de lenguaje es común, incluyendo problemas con los pronombres. Es difícil para ellos hacer amigos o usar su imaginación al jugar. Puede desarrollar dificultades en cambiar de una actividad a otra. Como también la sensibilidad a la luz o al ruido, o que le molesten los olores, sabores, o el tacto. La irritabilidad y los berrinches son habituales, como lo es el no sonreír. La hiperactividad e intereses obsesivos también son comunes.

A veces no muestran interés en los juguetes, prefiriendo los mismos objetos una y otra vez. Jugar con el agua se puede convertir en una compulsión, o pueden desarrollar una fijación con los objetos que giran o hilos. Movimientos corporales repetitivos son comunes, como mecerse, aletear o lamerse los dedos. El niño podría rechazar cualquier forma de abrazos. Y podría haber histeria o agresión. En algunos niños puede despertar una hiperactividad en el sentido de alerta a alarmas físicas y psicológicas. Pero para otros, la falta de miedo puede situar a un niño descuidado en situaciones peligrosas.

Los niños mayores podrían encontrarse lidiando con ansiedad y depresión. Y aquí es cuando los movimientos sin coordinación se volverán más pronunciados, resultando en momentos de torpeza y desinterés en actividades físicas. Los problemas en el baño pueden convertirse en un foco que resulta en aislamiento social adicional. A veces es el ruido de bajar el agua en la tasa del baño, o podrían ser problemas abdominales que resulten físicamente dolorosos. Además, los problemas de sueño pueden empeorar con la edad, y pueden desarrollarse convulsiones o epilepsias.

Recuerda. La intervención temprana es clave. Entérate. Haz algo.

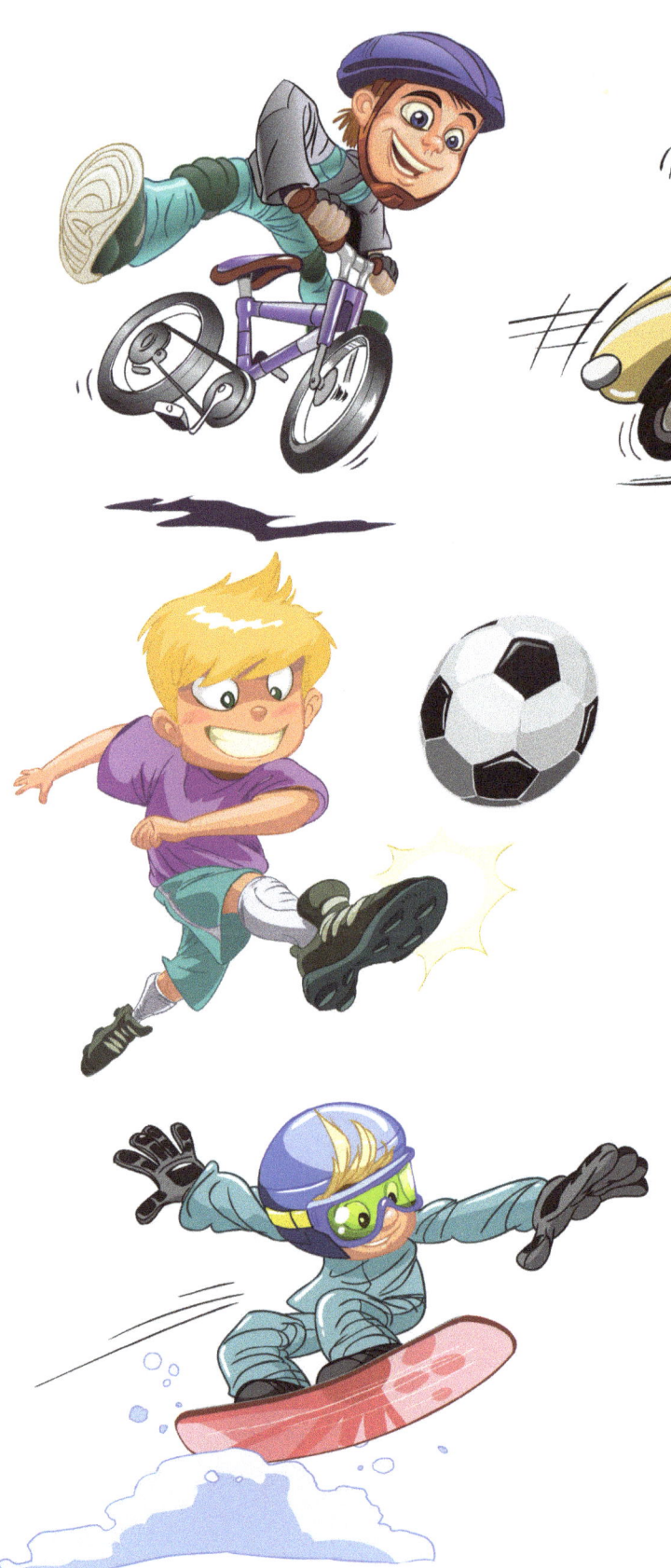

Autismo y atletismo

Mucha gente autista es torpe físicamente, y dificultades de comunicación pueden convertir el trabajo en equipo en un problema, pero la actividad física puede ser inmensamente terapéutica y construye confianza en niños autistas. Algunos lo adoptarán y experimentarán gran satisfacción venciendo sus desafíos.

Hay muchos ejemplos prominentes. Chris Morgan se convirtió en un remero olímpico. Tommy Dis Brisay fue un corredor exitoso en los paralímpicos. Jessica-Jane Applegate sobresalió como nadadora en los paralímpicos y se convirtió en la Campeona Mundial con un récord. David Campion fue un notorio practicante de snowboard en las Olimpiadas mundiales y también jugó basquetbol. El corredor Michael Brannigan estableció un récord mundial de los paralímpicos en la carrera de los 1500 metros. Todd Hodgetts obtuvo el oro con un récord en lanzamiento de peso. Breanna Clark ganó el oro en los juegos paralímpicos en la carrera de 400 metros. Anthony Iannia fue el primer atleta con autismo en jugar basquetbol colegial profesional.

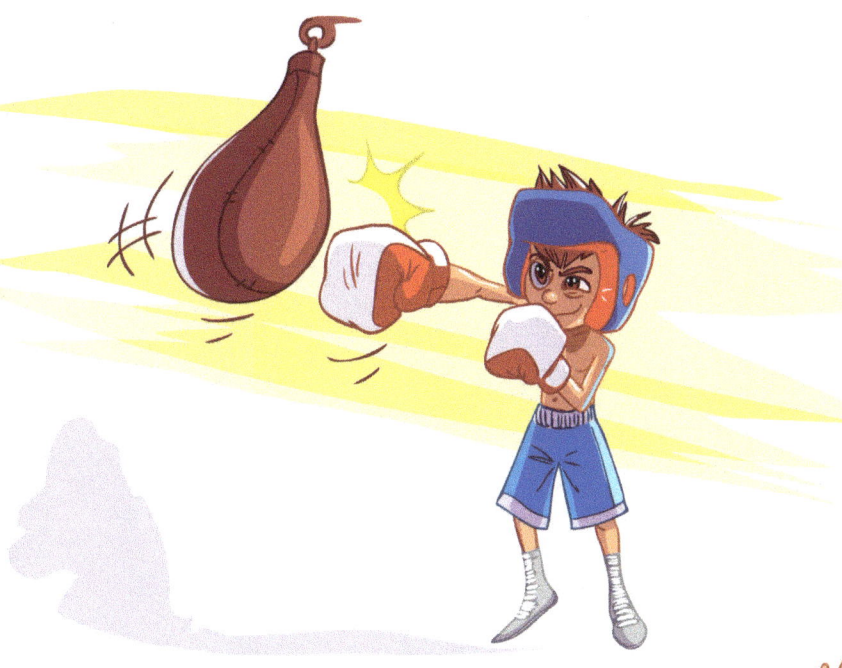

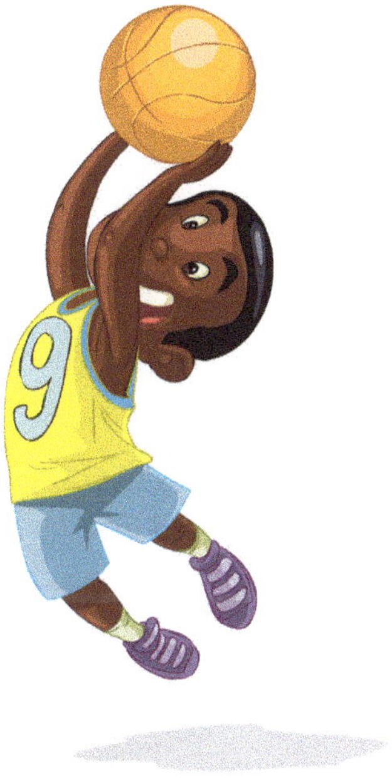

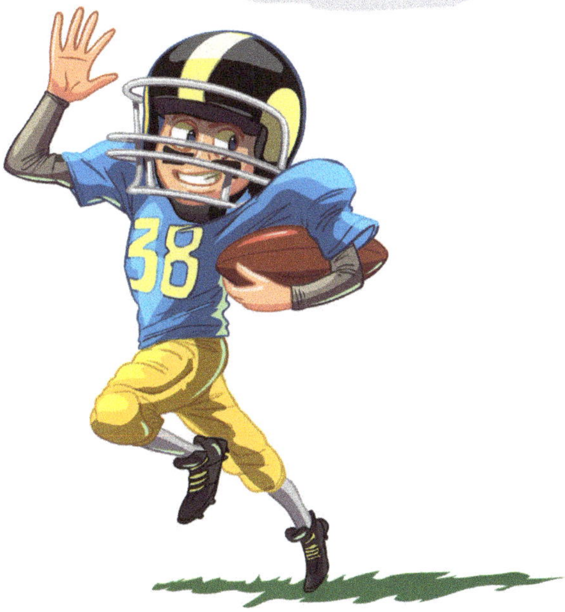

Existen atletas profesionales dentro del espectro, e incluso hacen deporte de equipos.

Joe Barksdale y Jamaal Charles tuvieron carreras en la NFL. Tony Snell jugó para la NBA. Las Ligas Mayores de Beisbol tuvieron a Jim Eisenreich. John O'Kane, James McClean y Lionel Messi se convirtieron en jugadores de fútbol profesionales.

El ciclista de ultra maratones Danny Chew fue dos veces ganador de Race Across America. Guy Martin fue un piloto de motocicletas exitoso. John Doomsday Howard era un peleador profesional de artes marciales mixtas popular.

Ulysse Delsaux exhibió pensamiento ágil y reflejos en carreras de autos de los más altos niveles. Cody Ware y Armanni Williams participaron en varias series de NASCAR.

Hay un surfista autista, también. Clay Marzo fue diagnosticado a los 18 años. Tenía dificultades para mantener conversaciones, ver a la gente a los ojos y desarrollar relaciones. Y tenía una fijación con el agua, lo que lo llevó a surfear al nivel más alto, ganando el Campeonato Nacional Abierto Varonil de la NSSA.

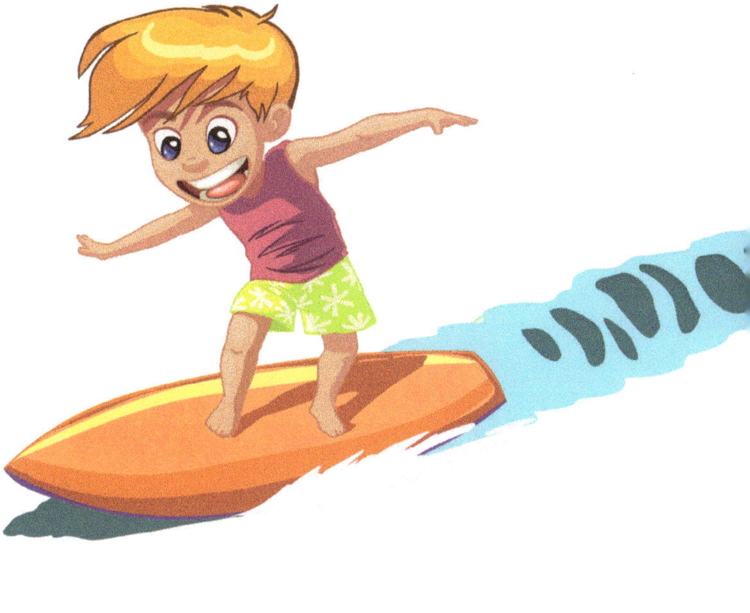

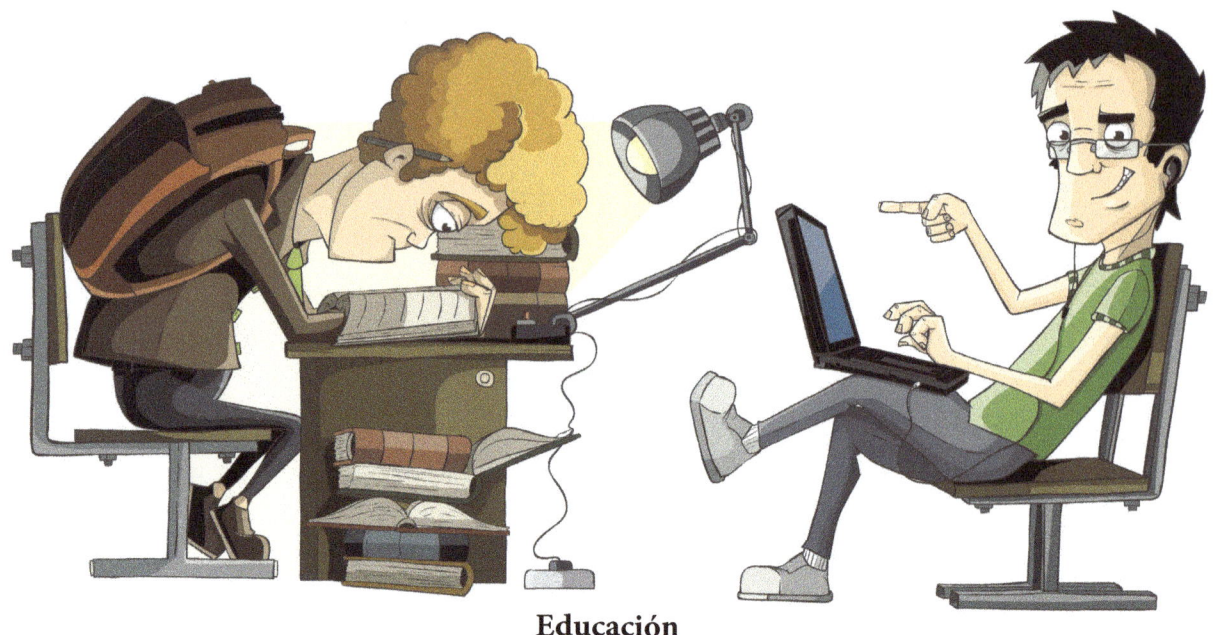

Educación

No hay nada más exigente que corresponder las necesidades educativas de un niño en el espectro.

Incorporarlos suena como una buena idea, pero frecuentemente lleva a enfrentar la realidad cuando los recursos no corresponden a tus necesidades. Integrarse a la población de la escuela puede ser difícil, también.

Las oportunidades de educación especial son infinitas, pero no siempre corresponden a tus necesidades tampoco.

Podría significar cambiar de escuela más veces de las que quisieras.

Repetir el mismo grado con el mismo plan de estudios podría no ser útil.

La educación en el hogar funciona para algunos, pero requiere más de lo que pueden proporcionar la mayoría de las' familias y tiene sus inconvenientes obvios.

Para algunos, significa el paso drástico de mudarse a una ciudad con más oportunidades.

A medida que progresa el niño, a veces es posible que regresen a una preparatoria ordinaria.

La universidad presenta sus propios problemas. Cumplir con los requisitos de admisión puede ser difícil, y es importante encontrar una escuela que de verdad acepte niños en el espectro y les provea. La situación de vivienda puede ser dura para un estudiante nuevo universitario quien podría encontrar las múltiples opciones sociales más difíciles que las académicas.

Pregunta. Investiga. Planea por adelantado.

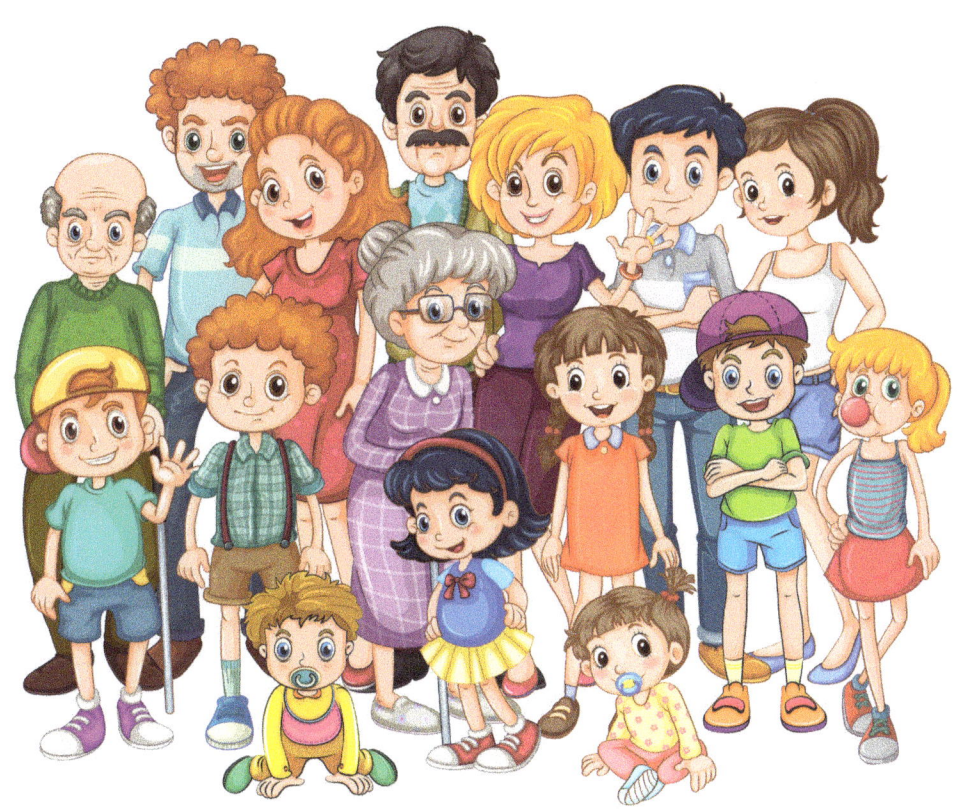

¿Amor y autismo?

Claro, existe.

Mucha gente con autismo encuentra a alguien especial con quien compartir sus vidas. No solo familia o cuidadores. Encuentran con quien casarse.

Podrían casarse con alguien que también tenga autismo, pero generalmente se casan con alguien sin autismo. A menudo tienen sus propios hijos. Y pueden tener vidas plenas y felices.

De hecho, no es inusual que los padres se enteren que tienen autismo después de que su hijo ha sido diagnosticado.

Crían hijos, sabiendo que aunque exista una posibilidad aumentada de heredar el autismo, la vida con autismo puede ser buena.

Habrá desafíos. Habrá victorias.

Se ven igual que cualquier otra familia.

¿Estadísticas?

La gente con autismo puede dividirse en tres grupos básicos de acuerdo con su comportamiento.

1. Muy bueno.
2. No tan malo.
3. Difícil.

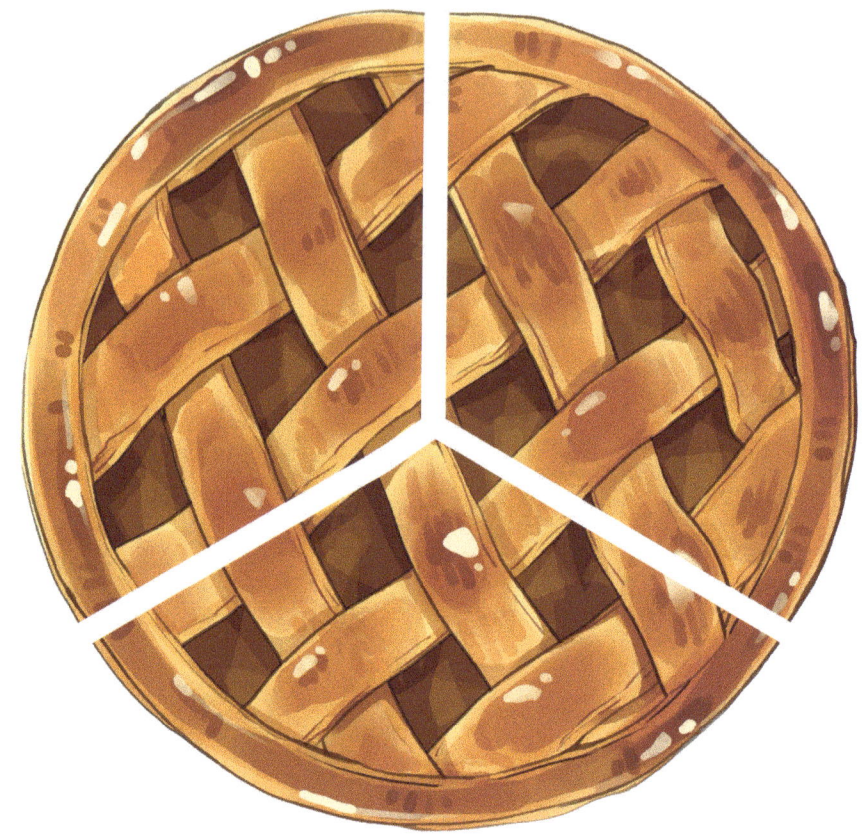

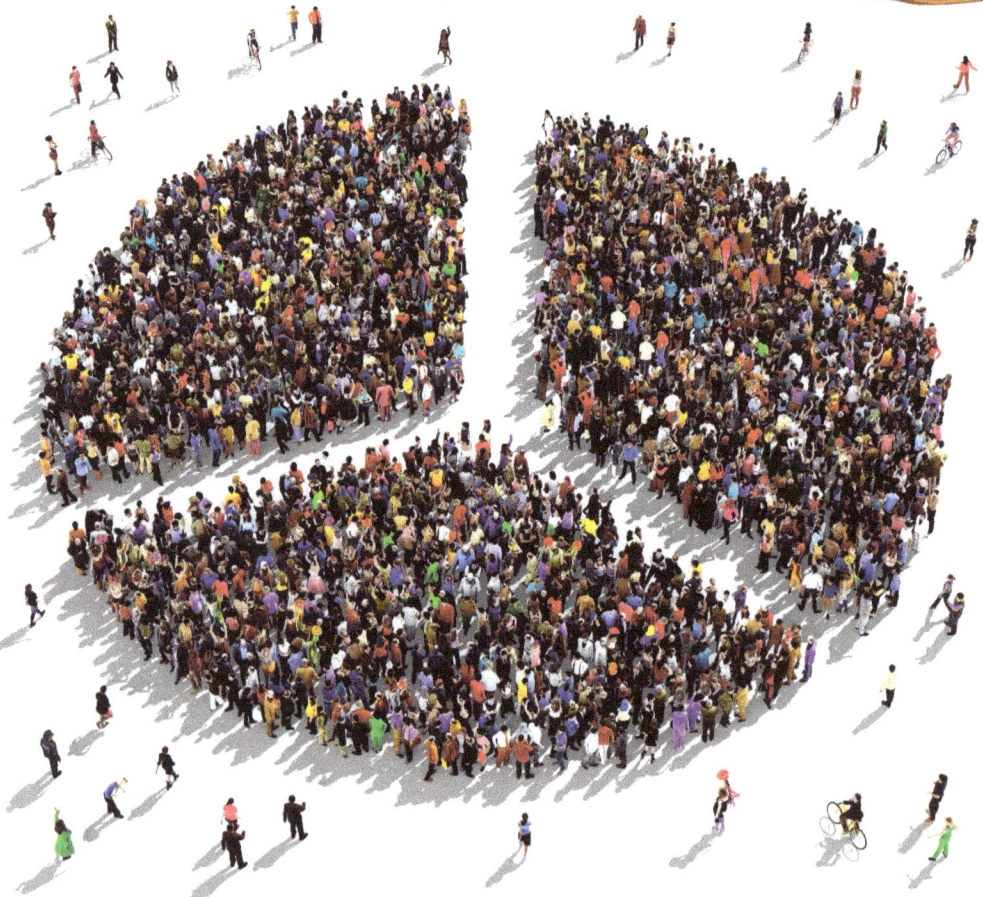

Similarmente, la población mundial que no se encuentra en el espectro puede ser dividida en tres grupos de acuerdo con su comportamiento.

1. Bueno.
2. Más o menos.
3. Gruñones.

¡Tú!

Si reconoces algunas de estas cosas en ti mismo y crees estar en el espectro…

o, si te lo preguntas…

¿Qué puedes hacer?

– Haz preguntas.

– Lee todo lo que puedas encontrar.

– Habla con otras personas con autismo.

– Navega un poco.

Es mucho por entender.

Hay pruebas de diagnóstico.

Los expertos te observarán. Hablarán con la gente sobre ti. Y hablarán contigo.

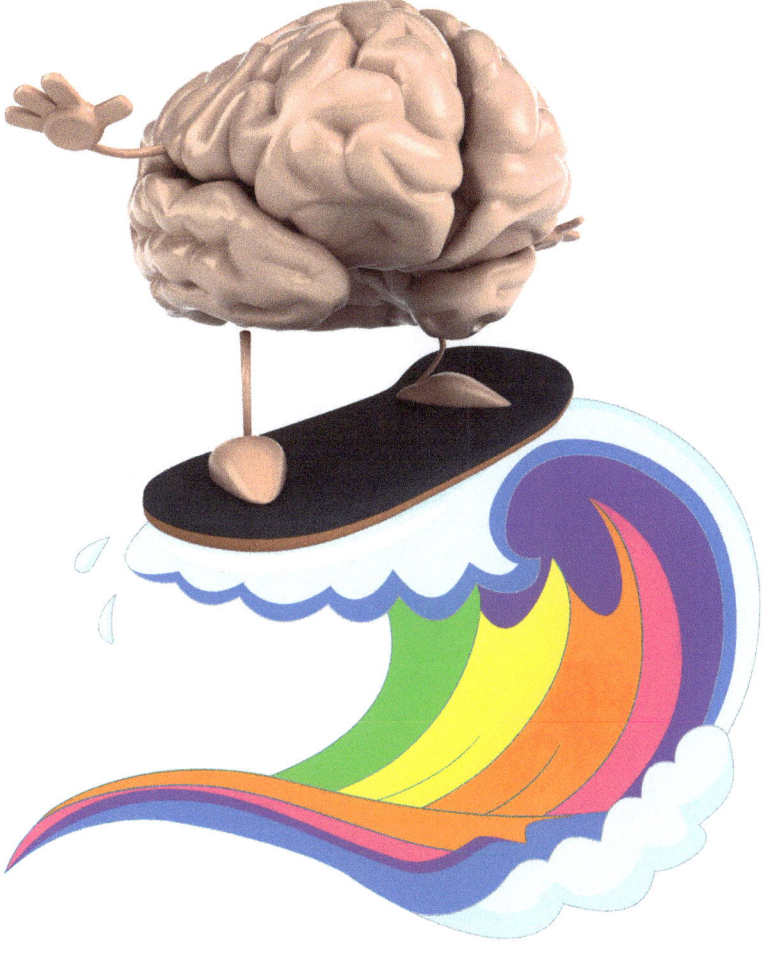

Un diagnóstico de autismo es simplemente una opinión. La opinión de un experto experimentado, pero los expertos pueden no siempre estar de acuerdo.

A lo mejor no estarás descubriendo la teoría de la relatividad o algún otro salto cualitativo, ¿pero cómo lo sabrías? Las grandes ideas toman tiempo. Requieren mucha reflexión. Darle vueltas. Continúa.

Lo averiguarás.

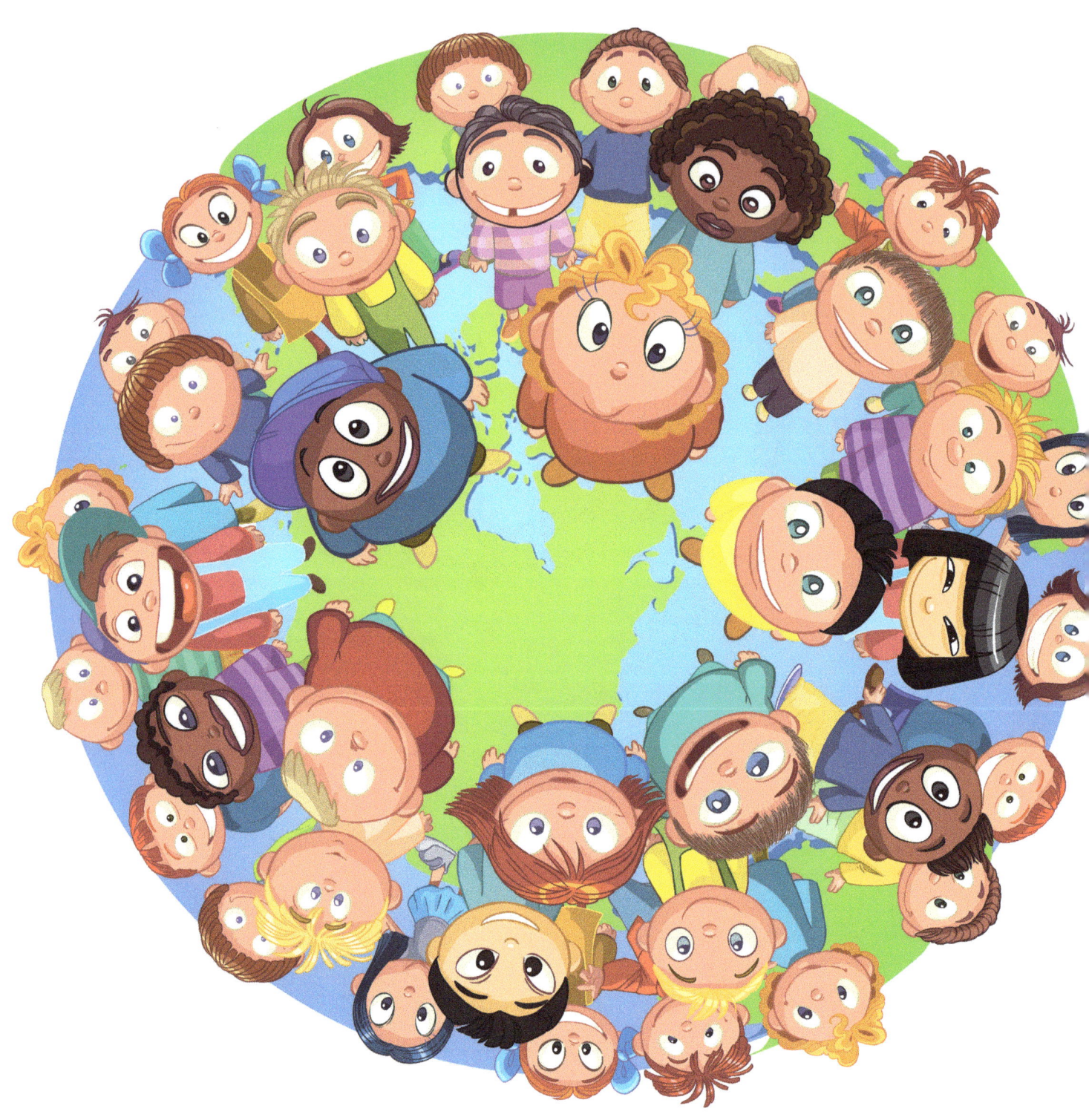

Algunas palabras de precaución.

Estás aquí en el planeta Tierra.

Te guste o no, hay muchas otras personas en ella, también.

Ya sabes que no eres como el resto de ellos, pero tendrás que llevarte bien con ellos—o por lo menos con *algunos* de ellos.

Empieza con tus padres y hermanos.

Pero hay algunos más que tendrás que tolerar y aceptar. Maestros. Compañeros de trabajo. Compañeros de clases. Hermanos (vale la pena mencionarlos de nuevo). Doctores. Jefes. Arrendadores. Y demás.

Ocasionalmente necesitaras algo de ellos. Podría ser dinero. O comida (muchos de ellos saben cocinar). O información. O atención. O tal vez solo un aventón.

Míralos ver de vez en cuando. Tal vez podrías sonreír. Mira sus ojos y mantén la mirada.

Habla con ellos. ¿Qué necesitas? ¿En qué estás pensando? ¿Qué es importante para ti?

Por diversión, pregúntales si hay algo que puedas hacer por ellos. O solamente haz algo lindo por ellos.

Si no puedes convivir con ellos, las cosas se pondrán más difíciles, no más fáciles.

Te guste o no, eres un humano como ellos, y aunque no son tan grandiosos, algunos de ellos son muy buenos. Aprende a trabajar con ellos. A convivir.

Conoce tus peculiaridades y minimiza sus efectos en los demás.

Entonces tendrás tu propio tiempo.

Acerca del espectro

No es un espectro de discapacidad, que define la dificultad y el fracaso.

Aunque ciertamente el espectro incluye la discapacidad, tiene muchas dimensiones más allá de eso. Sonido, color, intensidad, movimiento, crecimiento.

Es un espectro de creatividad.

Hay un espectro paralelo y más fuerte—de potencial, logros y éxito.

El espectro se mide con algunos de los logros más grandes de nuestra civilización.

Hicieron un crescendo de creatividad. No solo los Einstens y los Miguel Ángeles. Sino con avances mundiales trascendentales en la ciencia, arte, filosofía, astronomía, música, medicina y entretenimiento.

Ellos representan los pináculos del pensamiento, a través de la historia.

Son madres y padres. Maestros. Ingenieros. Conductores de camiones. Soldados. Comerciantes. Chefs. Ejemplos de éxito, grandes y pequeños.

No están discapacitados o inválidos. Tienen desafíos. Y tienen las armas para enfrentar ese desafío.

Hay lugar en el espectro para el triunfo—escoge cualquier campo. Podrá ser un camino más difícil. Podrá estar pavimentado con dificultades, pero termina en satisfacción.

El término Espectro del desorden autista no se trata de ti.

No aceptes la palabra "desorden." Recházala y reemplázala con la palabra que tú quieras. Haz que sea una buena palabra y luego vive de acuerdo a ella.

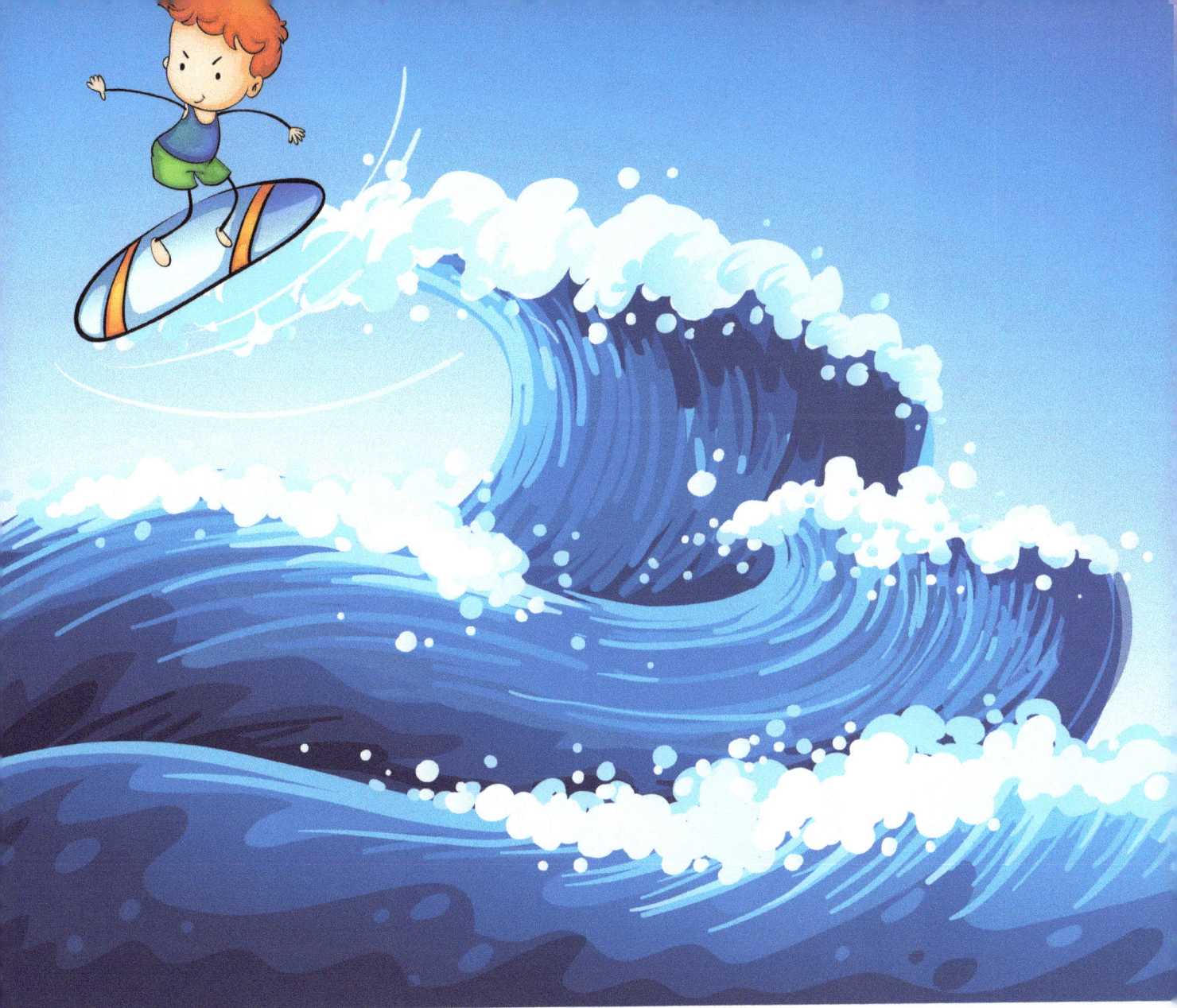

No sientas lástima por los que están en el espectro. No los excluyas, no mires hacía el otro lado.

Y vienen más. Extiende tu mano y toma las suyas.

Sí, habrá más. Más creadores. Más artistas. Más científicos. Más pensadores.

Y—¡más surfistas!

El espectro no es solo una ola, es una marejada, que te podrá llevar hasta el cielo. Cuando llegue a su cima, podrás montarla hasta tu destino.

¡A surfear! Vamos.

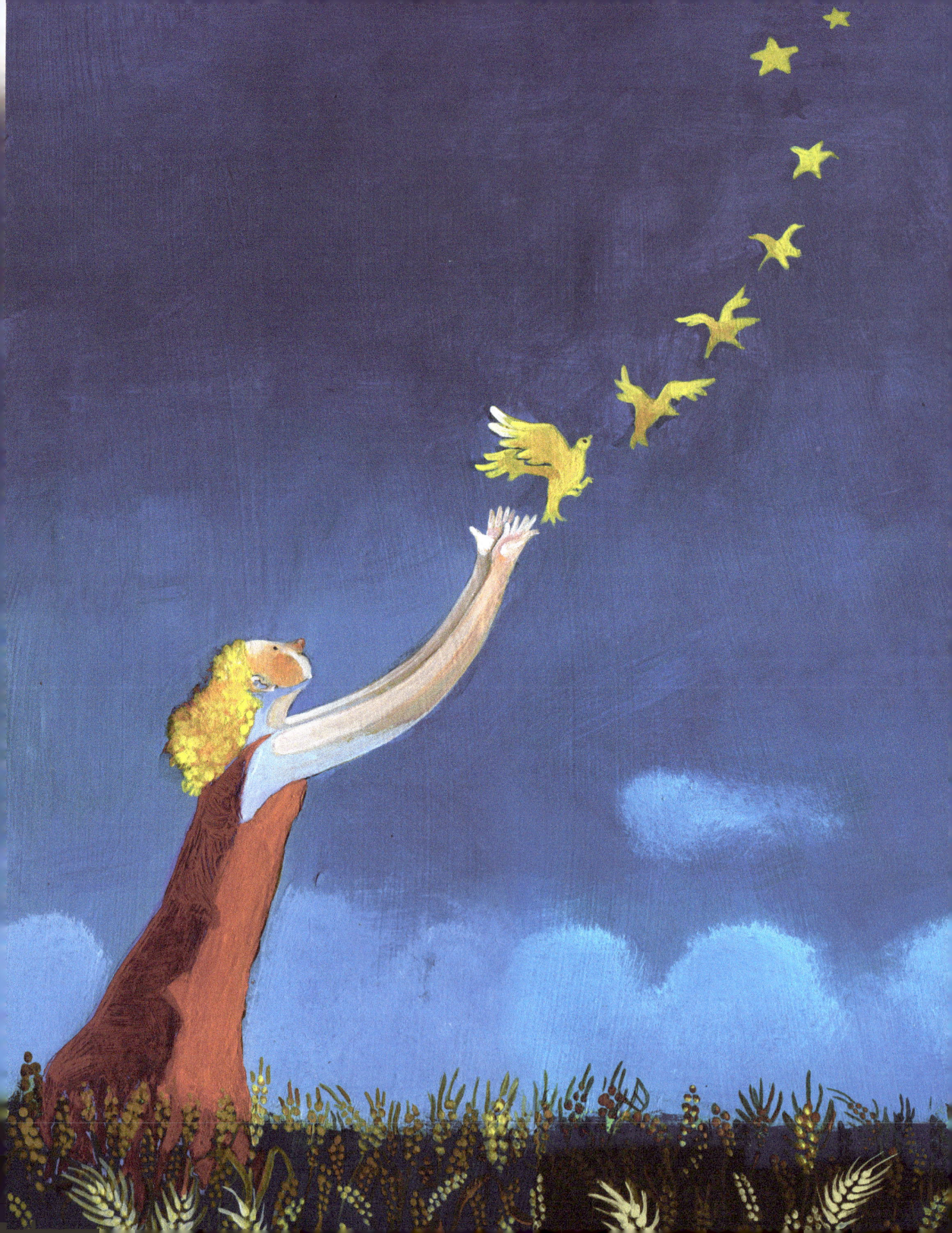

¿Cómo termina?

No termina.

No hay cura. No dejarás el autismo atrás. No te graduarás del espectro.

Pero puedes mejorar.

Puede que necesites ayuda, y eso está bien. Todos reciben ayuda en las cosas difíciles.

Hay doctores y terapeutas experimentados que han aprendido cómo pueden ayudarte.

Puedes aprender a interactuar mejor con otras personas.

Si tienes destrezas inusuales, puedes desarrollarlas.

Si tienes comportamientos extraños, puedes aprender a limitarlos, controlarlos o manejarlos. Encontrarás gente que los aceptará.

Puedes conseguir ayuda. O tal vez más importante, podrás ayudar a alguien más.

Así que, ¿qué opinas? ¿Estás calificado para ser considerado autista? ¿Has encontrado un hogar en el espectro? Es lo suficientemente grande para todos.

Bienvenido.

Y no olvides sonreír.

FIN

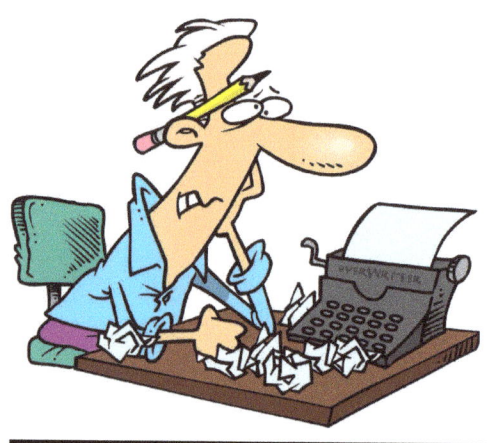

Acerca del autor

Jimmy Huston vive en Woodland Hills, California, con su esposa y su molesto perro. Creció en Athens, Georgia y ocasionalmente estudió en la Universidad de Georgia. Un guionista y director de cine en recuperación, ahora escribe libros tontos para niños muy seguido. Usualmente puede ser encontrado caminando por el espectro, buscando un lugar en donde descansar.

Gracias por comprar, pedir prestado o haber robado este libro maravilloso.

En Cosworth Publishing lo apreciamos, y a cambio queremos ofrecerte uno de nuestros libros en formato digital completamente gratis—valen cada centavo.

Solo avísanos que lo quieres, y nos aseguraremos que lo recibas. Avísanos cuál ya has leído para no enviarte el mismo.

Envía un correo a office@cosworthpublishing.com.

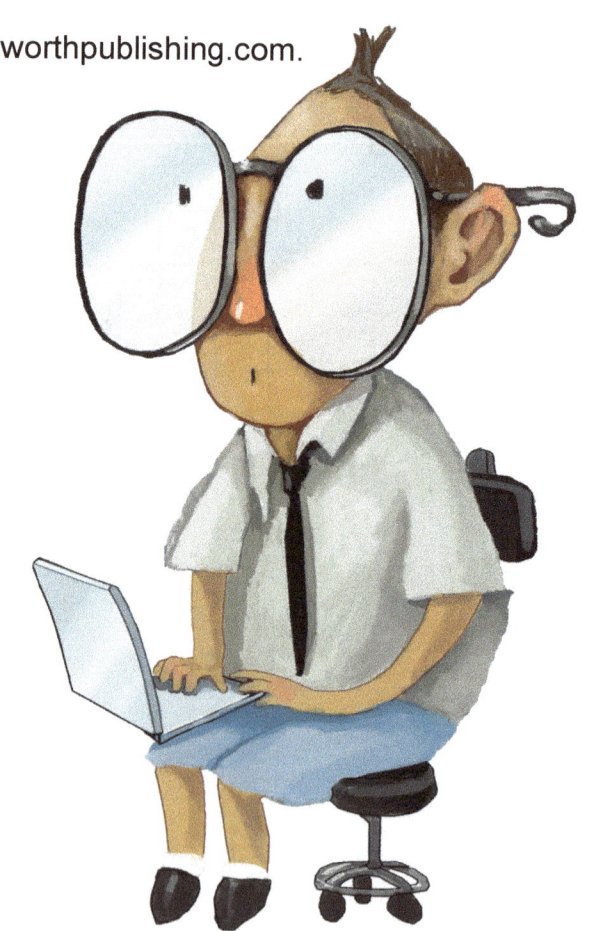

Entonces, de vez en cuando, te avisaremos por correo electrónico cuando tengamos un libro nuevo que te podría interesar.

No lo haremos muy seguido porque somos muy flojos, y no hacemos tantos libros nuevos.

Otros libros de Jimmy Huston

www.cosworthpublishing.com

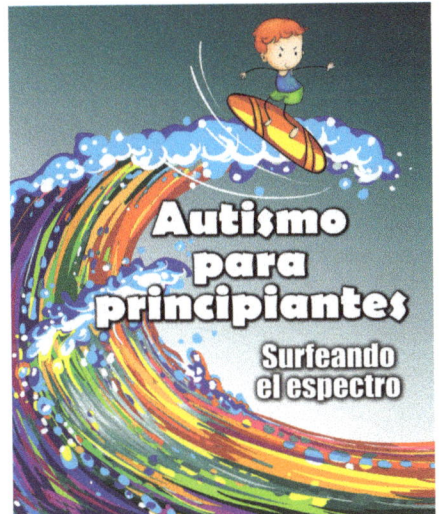

Autismo para principiantes
Surfeando el espectro

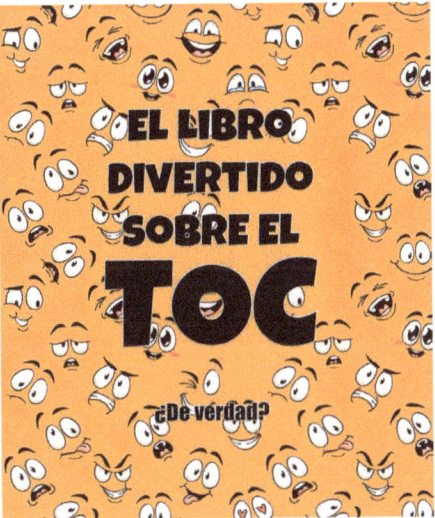

EL LIBRO DIVERTIDO SOBRE EL TOC
¿De vérdaü?

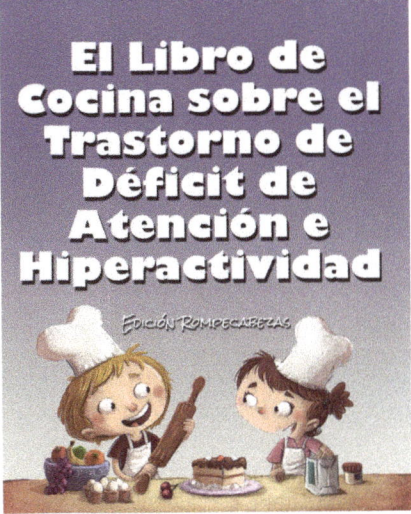

El Libro de Cocina sobre el Trastorno de Déficit de Atención e Hiperactividad
EDICIÓN ROMPECABEZAS

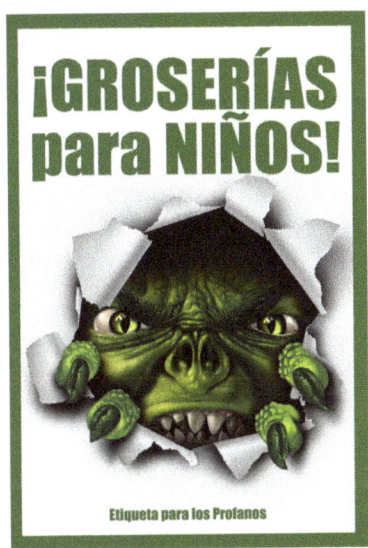

¡GROSERÍAS para NIÑOS!
Etiqueta para los Profanos

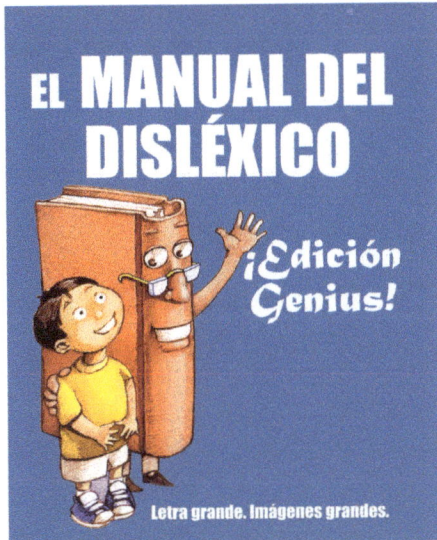

EL MANUAL DEL DISLÉXICO
¡Edición Genius!
Letra grande. Imágenes grandes.

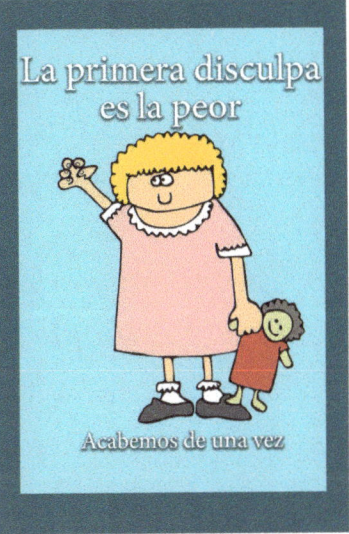

La primera disculpa es la peor
Acabemos de una vez

Soy autismo
Soy autismo
Soy autismo

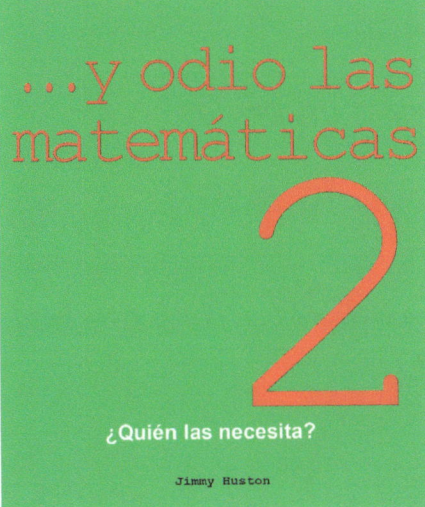

...y odio las matemáticas 2
¿Quién las necesita?
Jimmy Huston

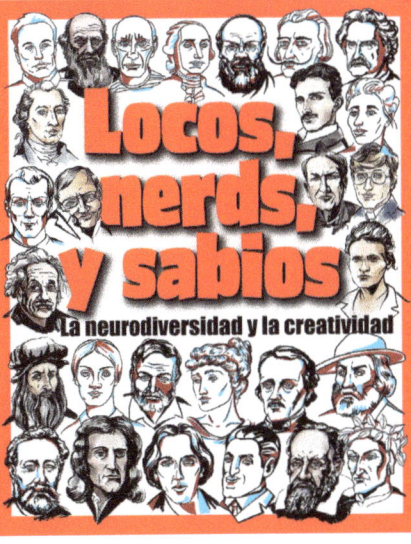

Locos, nerds, y sabios
La neurodiversidad y la creatividad

ENCUÉNTRALO ALLÁ DONDE ODIEN LOS LIBROS

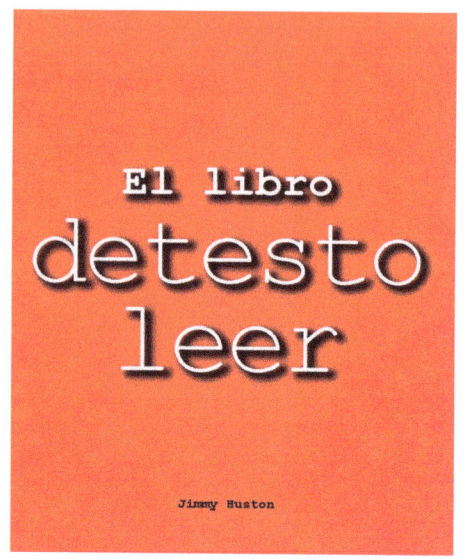

En español y inglés.

Si estás leyendo esto, este libro no te va a gustar.

No es para ti.

Este libro es para las personas que no lo están leyendo.

A ellos tampoco les gustará, pero es corto.

Eso les gustará.

"En realidad no leí este libro. Si lo hubiera leído me habría encantado — pero nunca lo haré." Billy

"La palabra odio no alcanza. Detesto leer. Ni siquiera me gusta mirar los dibujos - que además no tiene." Wally

"Esto no es lo que escribí sobre este estúpido libro." Zane

"Este es un gran libro para la mesita, si tu mesita odia leer." Solomon

"Este libro hizo llorar a mi profe." David

"Mi hijo amó este libro. Dijo que estaba delicioso." Sr. Jones

"ESTE LIBRO ES TAN ESTÚPIDO QUE HASTA YO PODRÍA HABERLO ESCRITO." Jimmy "

www.i-hate-to-read.com

Otros libros de Cosworth Publishing

www.cosworthpublishing.com

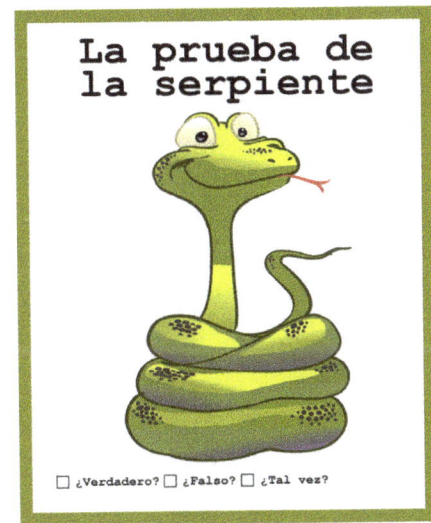

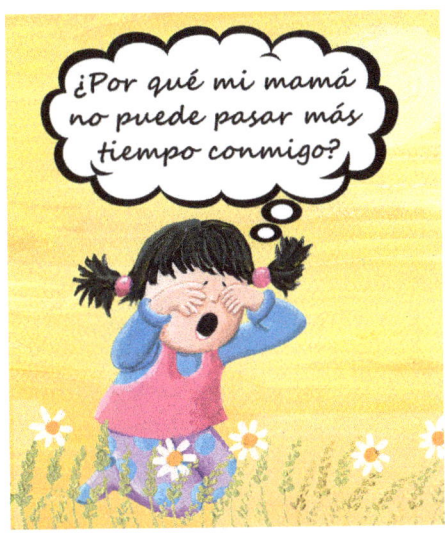

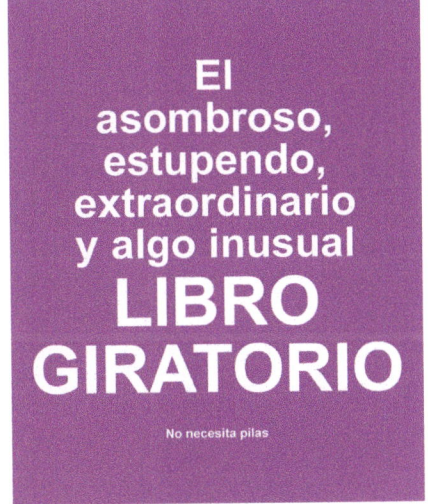

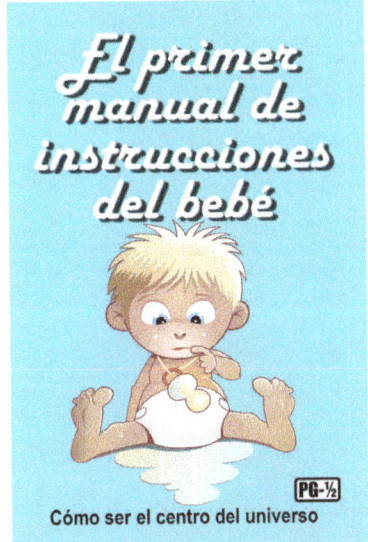

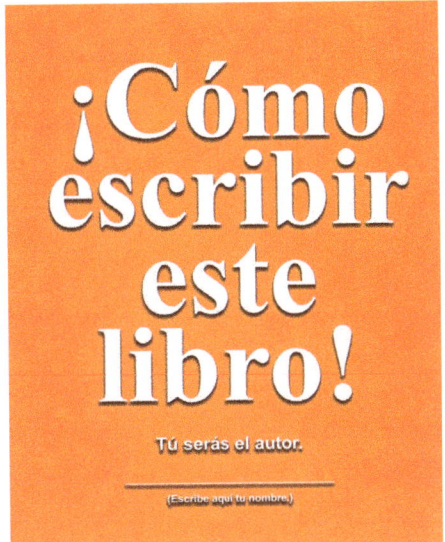

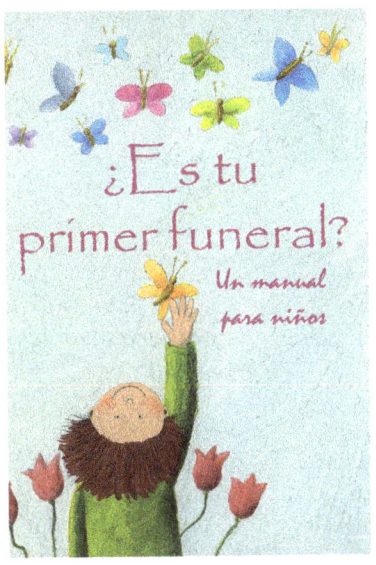

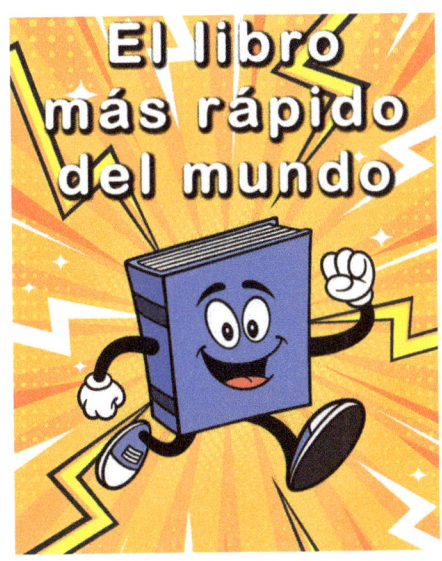

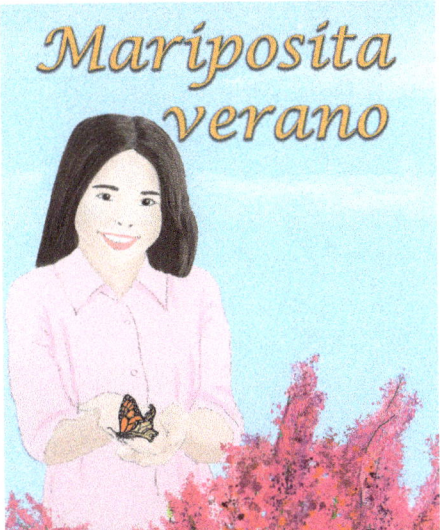

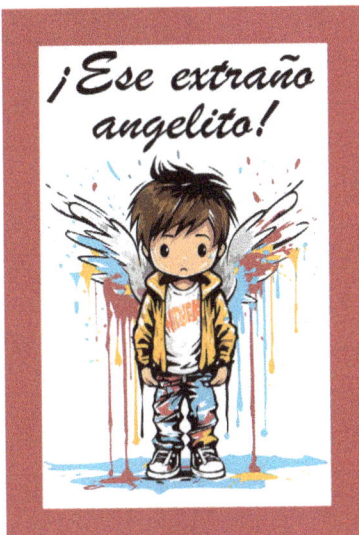

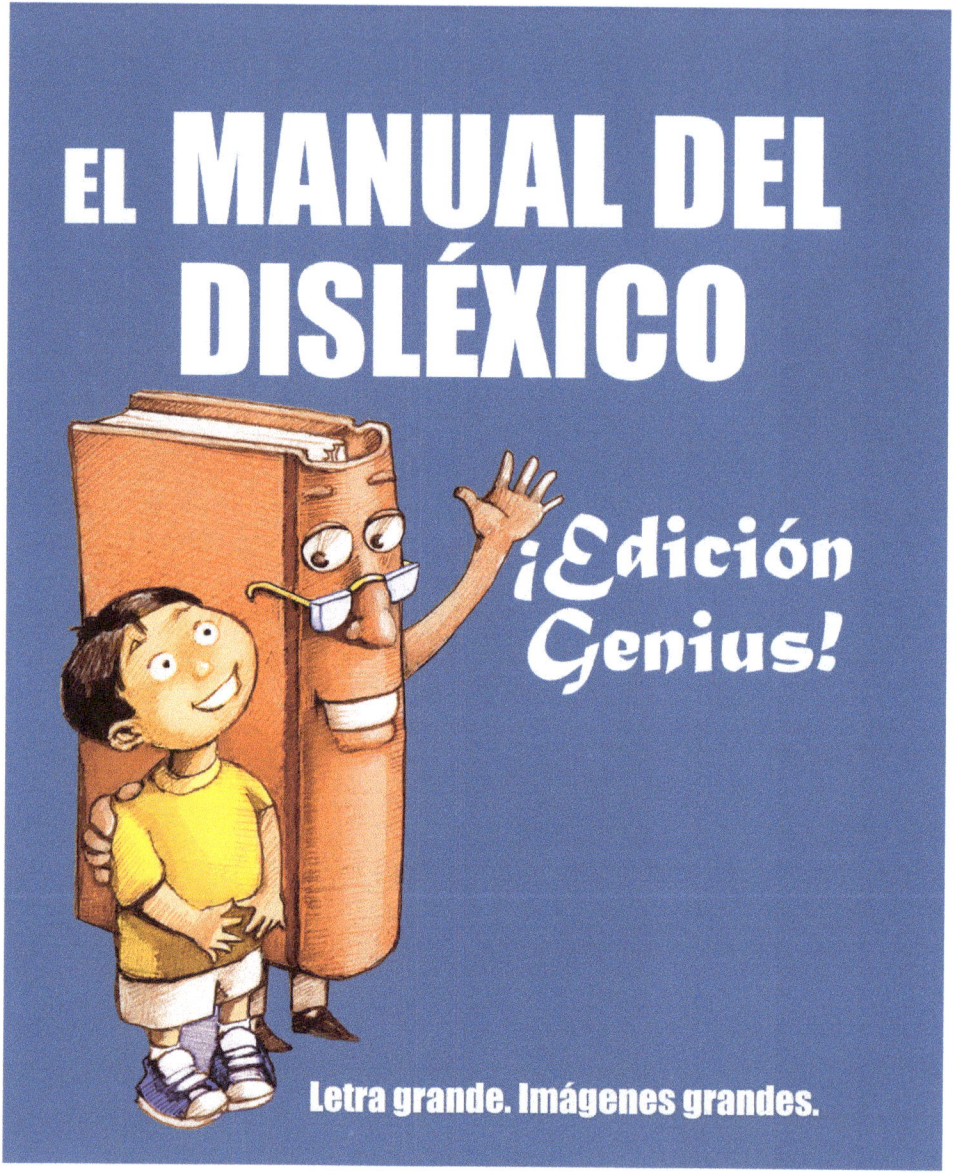

EL **MANUAL DEL DISLÉXICO**

¡Edición Genius!

Letra grande. Imágenes grandes.

Dar un libro de autoayuda a un niño disléxico es como ofrecer un vaso de agua a alguien que se está ahogando.

Así que pide que alguien te lo lea para escucharlo y pensar sobre él – y mira los dibujos.

Este libro también está disponible en Audible como audiolibro. (Tendrás que imaginarte las fotos.)

* Alguien que se preocupa.

www.ingramcontent.com/pod-product-compliance
Lightning Source LLC
Chambersburg PA
CBHW041521120626
46551CB00018B/2521